Wartha

Diabetes Typ 2 –

Das Männerbuch

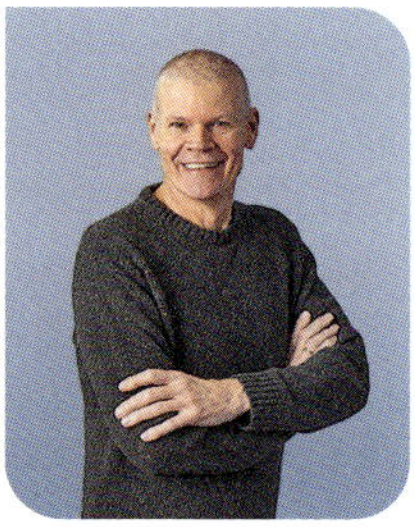

Andreas Wartha erhielt 2018 die Diagnose Diabetes Typ 2, die ihn wie ein Blitz aus scheinbar heiterem Himmel traf. Die »Schockdiagnose« führte zu einer kompletten Neuorientierung: Seitdem widmet der studierte Jurist sein gesamtes Leben der Aufgabe, Menschen mit Diabetes zu helfen und sie zu motivieren, die Erkrankung in den Griff zu bekommen. Heute ist er als Ernährungsberater und Personaltrainer für Menschen mit Diabetes und Adipositas unterwegs und bietet sein Wissen unter www.der-diabetes-experte.de an. Er engagiert sich als stimmberechtigtes Mitglied bei diabetesDE Deutsche Diabetes-Hilfe und im Präventionsprojekt »Kochen mit Andreas« des Diaengel e.V., die Kinder für gesunde Ernährung begeistern will. Mit dem Wunsch, möglichst gut zu leben, testet er regelmäßig neue Produkte und berät die Hersteller – von Lebensmitteln über Fitnesstrends bis hin zu neuen technischen Produkten und digitalen Angeboten. Er lebt mit seiner Familie und den Hunden Venez und Calli in Düsseldorf.

Andreas Wartha

Diabetes Typ 2 – Das Männerbuch

Packen wir's an! Neustart mit dem Diabetes-Experten: Muskeln trainieren, Ernährung umstellen, gesund und fit werden

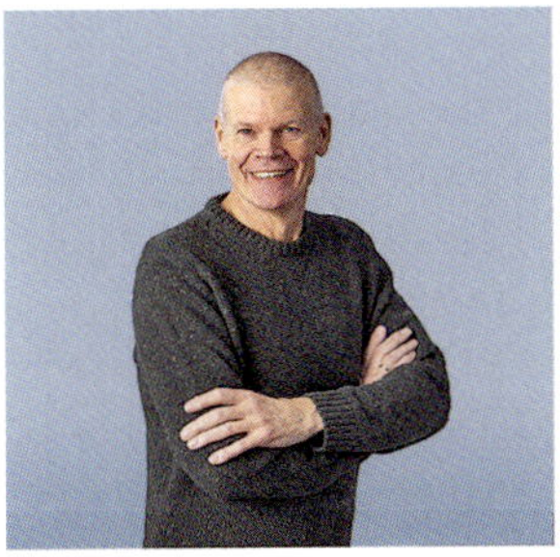

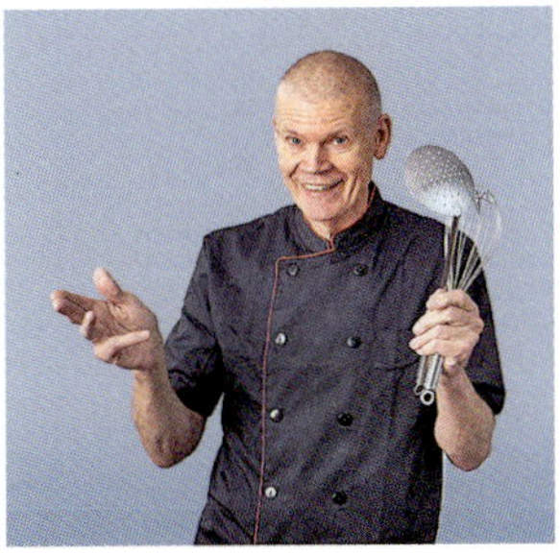

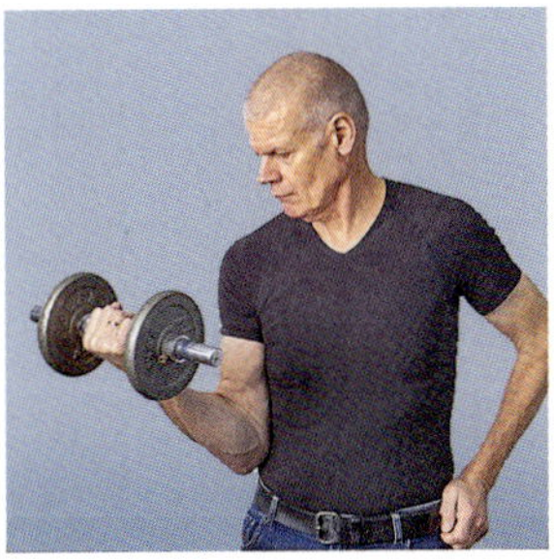

TRIAS

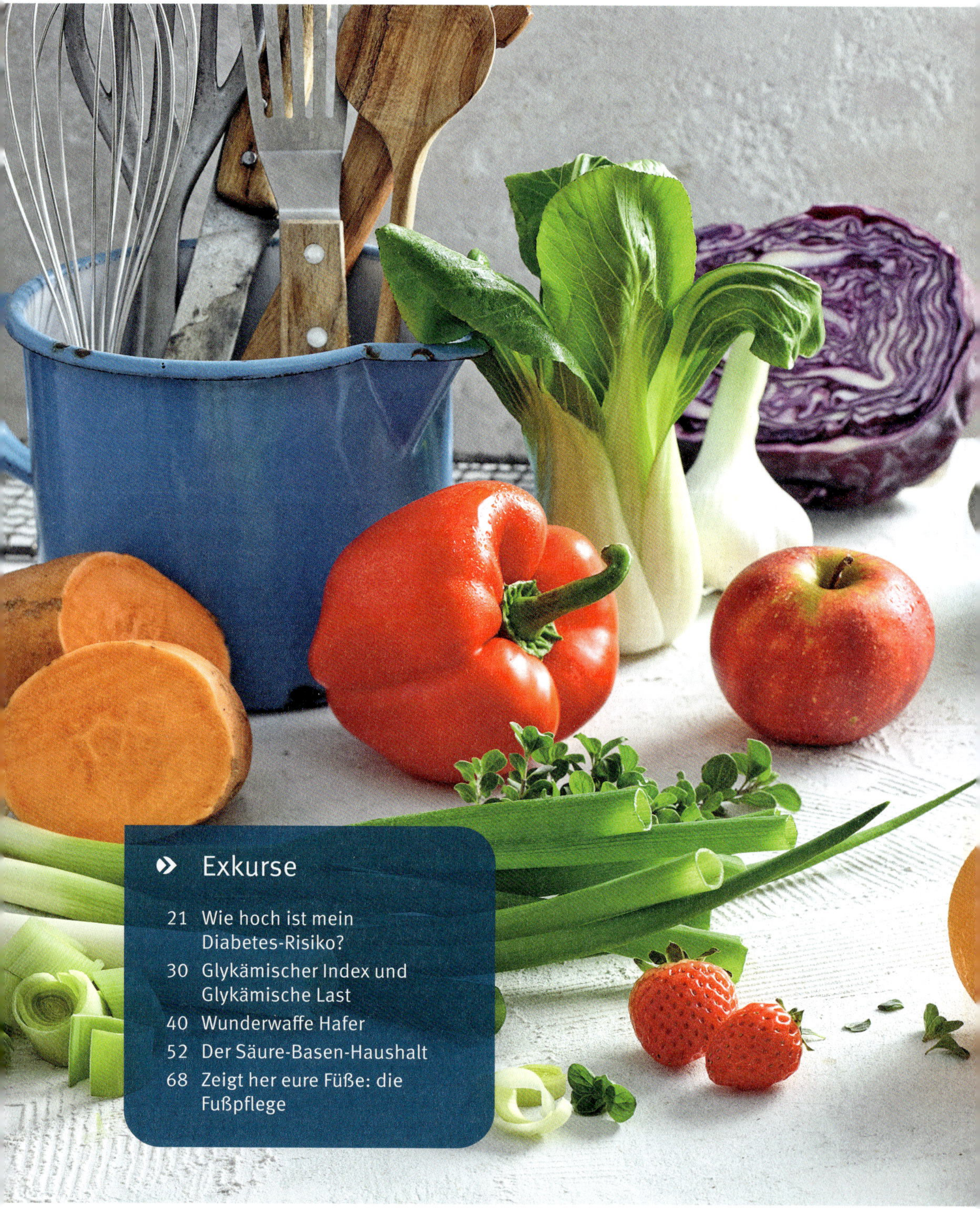

Exkurse

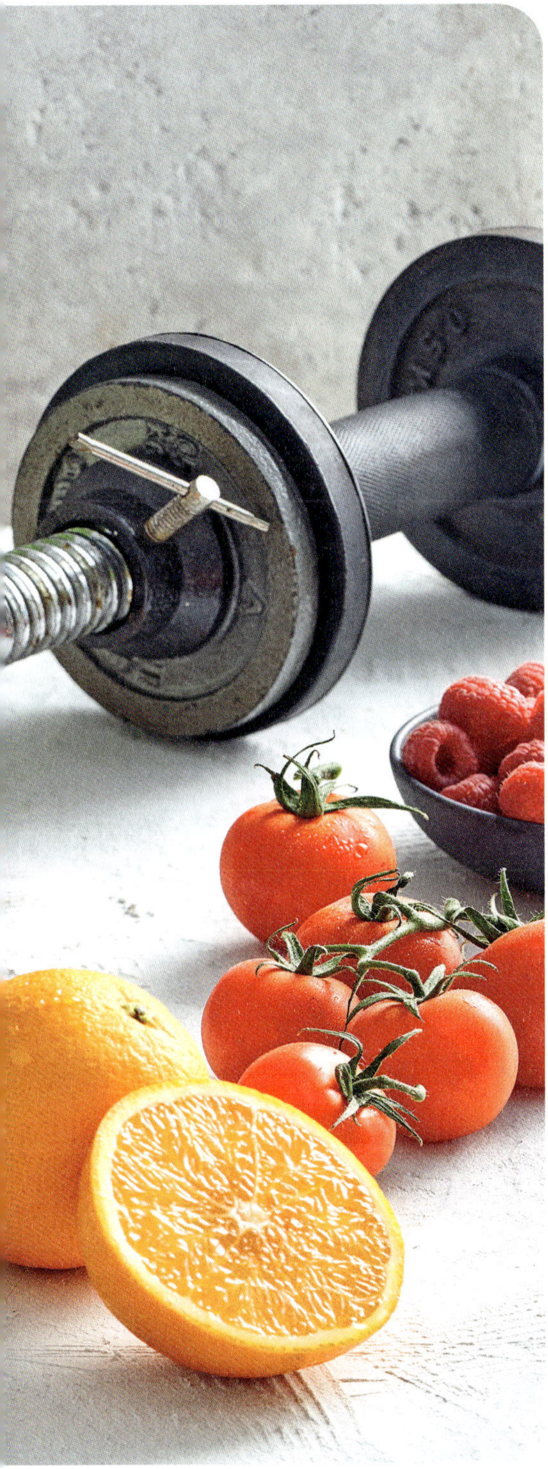

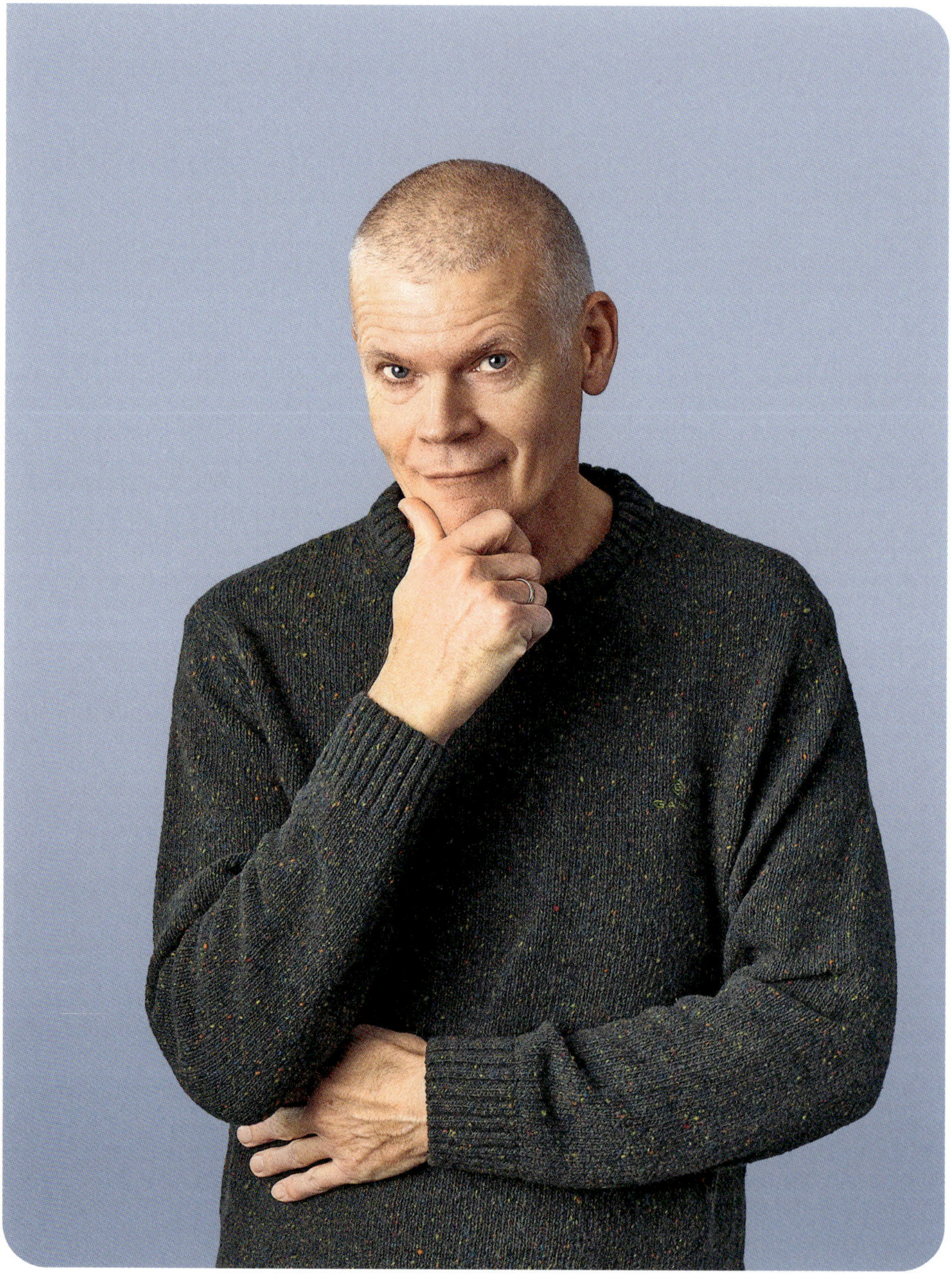

Liebe Männer,

warum eigentlich ein Diabetes-Buch nur für euch? Dafür gibt es gleich mehrere Gründe: Zum einen haben Männer ein höheres Diabetesrisiko als Frauen, was an verschiedenen Faktoren liegt – der ungünstigeren Fettverteilung, der niedrigeren Insulinempfindlichkeit und dem fehlenden Schutz durch Östrogen. Dazu kommt – geben wir es ruhig zu, dass wir Männer selbst bei schon bestehenden Beschwerden eine ärztliche Untersuchung scheuen wie der Teufel das Weihwasser, körperliche Veränderungen entweder gar nicht richtig wahrnehmen bzw. ignorieren und dabei gerne denken: Wird schon wieder. So wird ein Diabetes u. U. erst spät entdeckt, wenn schon entsprechend fortgeschrittene Gesundheitsprobleme vorliegen.

Zu wenig auf die Signale des Körpers achten, es mit der Gesundheitsvorsorge nicht so genau nehmen und müde Witze über gesunde Ernährung machen – alles typisch Mann. Und Männer und ihr Bauch, das ist sowieso so ein Thema für sich. Wo Frauen um jedes Pfund weniger kämpfen, gehen es Männer im Allgemeinen gerne etwas gemütlicher an. Was macht schon das bisschen Übergewicht und überhaupt – ein Mann ohne Bauch ist doch kein Mann! Solange das nächste Bier und das Steak dazu schmecken, ist doch alles in Butter. Dass hinter dem Übergewicht gesundheitliche Probleme lauern können, machen sich viele Geschlechtsgenossen lieber nicht bewusst.

Aus all diesen Gründen ist dieses Buch also für euch, Männer. Es soll euch Inspiration sein und Wissen und Unterstützung liefern, wenn bei euch ein Diabetes Typ 2 festgestellt wurde. Es soll euch dabei helfen, dem Diabetes Paroli zu bieten. Es zeigt euch, wie ihr ihn durch angepasste Ernährung und mehr Bewegung in den Griff bekommt und auf Medikamente verzichten könnt. So wie mir das auch gelungen ist. Und ich sage euch: Das ist es wert!

Euer
Andreas Wartha

Mein Tag X

»Die Krankheit hat viele Väter, die Mutter ist immer die falsche Ernährung.«

Altes chinesisches Sprichwort

Ich bin Andreas, bei Erscheinen dieses Buches 61 Jahre alt. Ein Insektenstich, der meinen Fuß stark anschwellen ließ, zwang mich nach jahrelanger Abstinenz von ärztlicher Behandlung, eine Vertreterin der Weißkittel aufzusuchen. Mit ungeahnten Folgen.

Ich zeigte also meinen stark geschwollenen Fuß, den Frau Doktor sorgfältig inspizierte. Seit Jahren waren meine Füße und Unterschenkel von kleinen bräunlichen Punkten übersät, die wie Sommersprossen aussahen.

Wahrscheinlich ahnte die Ärztin schon etwas und ließ erst einmal Blut abzapfen. Am nächsten Tag kam ich ziemlich nervös zur Auswertung des Laborbefundes. Die Worte meiner Ärztin »Wussten Sie eigentlich, dass Sie Diabetes haben?« schlugen bei mir ein wie eine Bombe. Ich und Diabetes, das kann nicht sein. Meinen kläglichen Versuch, mich damit herauszureden, dass ich am Vortag reichlich Süßigkeiten gegessen hatte, ließ Frau Doktor nicht gelten. Ein HbA1c von 10 % lügt nun einmal nicht.

Gott sei Dank bin ich an eine Hausärztin geraten, die nicht selbst herumexperimentierte, sondern mich ohne Umschweife an eine diabetologische Schwerpunktpraxis überwies. Ein HbA1c von über 7 % gehört nun einmal nicht in hausärztliche Hand. Hier sollte dann doch eine Diabetologin oder ein Diabetologe hinzugezogen werden.

Drei einfache Sätze der Ärztin sollten mein Leben nachhaltig verändern:

- Sie müssen abnehmen.
- Sie müssen Ihre Ernährung umstellen.
- Sie müssen sich bewegen und Sport treiben.

Wieder zu Hause, gab es dann die Standpauke meiner besseren Hälfte. »Ich hab' dir immer gesagt, du bist zu dick und hockst nur zu Hause auf der Couch rum.« Das machte die Situation nicht besser, aber natürlich hatte meine Frau recht.

Meine ersten Schritte

Der Satz meiner damals behandelnden Ärztin »Sie müssen abnehmen!« hatte auf mich irgendwie Signalwirkung. Abnehmen: natürlich, gerne! Aber wie? Unzählige Versuche, mein Gewicht zu reduzieren, hatte ich in der Vergangenheit schon gemacht. Das hat alles nicht wirklich funktioniert. Es war wie im Fahrstuhl: fünf Kilo runter, sieben Kilo rauf. Was muss also anders werden? Einfach nur Low Carb oder ketogen ernähren? Dann funktioniert es von allein? Soll ich irgendwelche Pillen schlucken oder vielleicht auf die berühmt-berüchtigte Abnehmspritze zurückgreifen? Abnehmen ohne Verzicht und derlei Slogans sind vermutlich jedem, der Gewicht reduzieren möchte, allerbestens bekannt.

Und dann noch das: ich, der Mercedes unter den Couchpotatos, und Sport? Raus aus meiner vermeintlichen Komfortzone? Mein Diabetes tat ja auch nicht wirklich weh. Warum also irgendetwas ändern, zumal die Symptome bei mir sehr unspezifisch waren und ich keine Schmerzen hatte: Müdigkeit, Konzentrationsprobleme, ständiges Kribbeln in den Füßen, die ich eher mit einem stressigen Job als mit Diabetes in Verbindung gebracht hatte.

Also fragte ich erst einmal Dr. Google und beschäftigte mich das erste Mal in meinem Leben mit dem Thema Diabetes. Nach einer halben Stunde machte sich Panik bei mir breit. Das Risiko möglicher Folgeerkrankungen wie Herzinfarkt, Schlaganfall, Niereninsuffizienz, eines diabetischen Fußsyndroms usw. ließ mich eine Entscheidung treffen, die mein bisheriges Leben dauerhaft verändern sollte.

Der Beginn meiner »Sportkarriere«

Ich hatte überhaupt keine Ahnung, was da auf mich zukam. Also folgte ich erst einmal dem Rat meiner Hausärztin: viel Sport. Aber welchen? Eigentlich war ich sowieso viel zu dick dafür. Bei einer Körpergröße von 1,90 Metern brachte ich 115 Kilo Lebendgewicht auf die Waage – Adipositas Grad 1.

Ich entschied mich fürs Fahrradfahren. Also holte ich am Tag der Diagnose mein altes Fahrrad aus der hintersten Ecke des Fahrradkellers und los ging es. Ich konnte nur hoffen, dass das Rad nicht unter dieser Last zusammenbrach. Meine Sorge war unbegründet und so fuhr ich jeden Tag ca. 15 Kilometer durch den Düsseldorfer Süden. Glaubt mir, die erste Runde war schrecklich! Schweißgebadet und völlig fertig kam ich nach einer Stunde zu Hause an. Die reinste Folter, und das sollte nun gut sein für meinen Körper? Für mich bewahrheitete sich eher das gute alte Sprichwort »Sport ist Mord«. Sollte ich damit wirklich weitermachen oder besser aufgeben und auf meine geliebte Couch zurückkehren?

Das kam überhaupt nicht infrage, zumal ich ja zu Hause mit großen Änderungen meines Lebensstils herumgetönt hatte. Augen zu und durch. Am nächsten Tag hatte ich so einen Muskelkater, dass ich kaum krabbeln konnte. Trotzdem zwang ich mich aufs Rad und legte los. Nach ungefähr drei Kilometern verflüchtigte sich der Muskelkater und die nächsten sechs Wochen radelte ich jeden Tag diese Strecke. Nach einer Woche wurde es zunehmend besser und meine Zeiten für die Strecke verbesserten sich enorm.

Nach dem ersten Wochenende hatte ich dann gleich einen Termin bei der Diabetologin. Was war ich aufgeregt! Ich war ja seit Jahren nicht mehr bei Ärztin oder Arzt gewesen, bis auf das Intermezzo mit meiner Hausärztin.

Medikamente und Ernährungsumstellung

Es folgte eine umfangreiche körperliche Untersuchung. Ich bekam ein Blutzuckermessgerät und 200 Teststreifen verschrieben, ein Langzeitinsulin, Metformin 1000 mg zweimal täglich und einmal täglich eine Jardiance 25 mg. Beim nächsten Termin zwei Tage später waren meine Blutzuckerwerte dann schon unter 200 mg/dl bzw. 11,1 mmol/l. Das Langzeitinsulin wurde von Frau Doktor abgesetzt und ich hatte das erste Etappenziel auf dem Weg zur Medikamentenfreiheit erreicht.

Das Blutzuckermessgerät und ich sind bis heute beste Freunde. Ich habe in den ersten drei Monaten bestimmt fünfmal täglich meinen Blutzucker gemessen. Schnell waren die 200 Teststreifen aufgebraucht. Da ich keine intensivierte Insulintherapie benötigte, zahlte die Krankenkasse die Teststreifen leider nicht. Also: Selbst ist der Mann. Ich hätte nicht gedacht, dass Diabetes-Management so teuer ist. Das, was ich also an Süßigkeiten einsparte, wurde in Teststreifen investiert.

Ja, auch Süßigkeiten ließ ich jetzt weg, denn gleichzeitig versuchte ich nun, meine Ernährung umzustellen. Meine Hausärztin hatte mir eine zehnminütige Blitzunterweisung mit einigen Basics mit auf den Weg gegeben: möglichst kein Weißmehl, dafür Vollkorn, aber kein Pumpernickel, kein Zucker, viel Gemüse, Obst, aber möglichst keine Bananen, keine Weintrauben, keine Ananas etc., kein Orangensaft. Vorsicht bei Kartoffeln, Reis und Pasta. Kohlenhydrate treiben den Blutzucker in die Höhe. Mir schwirrte der Kopf.

Eigentlich viel mehr Fragen als Antworten.

Für mich hieß es, gedanklich meiner Meinung nach wenig empfehlenswerte Lebensmittel auszusortieren. Das waren schon mal eine ganze Menge, die bislang fester Bestandteil meiner Ernährung waren, wie beispielsweise Pasta, Reis, Brötchen, Ciabatta – und alles nicht in Vollkornqualität.

Eine der ersten Fragen: Was esse ich ab sofort zum Frühstück? Müsli ist gesund, hatte ich irgendwo gelesen. Mit Joghurt und frischen Früchten. Das konnte ich mir sehr gut vorstellen. Aber welches Müsli ist eine gute Wahl? Also rein in den Supermarkt und nach einer Sorte möglichst ohne zugesetzten Zucker oder Unmengen an Trockenfrüchten Ausschau halten. Gar nicht so einfach. Nach kurzer Zeit musste ich feststellen: Müsli ist nicht gleich Müsli. Da gibt es Produkte, die mit dem Slogan »no added sugar« (kein zugesetzter Zucker) werben. Die Süße kommt dann aus Trockenfrüchten wie Rosinen oder Datteln, was keinen Deut besser ist. Später, nach zwei Monaten des Ausprobierens, landete ich bei einem Bio-Müsli einer namhaften Lebensmittelkette. Ein Gramm Zucker auf 100 Gramm. Da ist jetzt garantiert nur der im Getreide natürlicherweise enthaltene Zucker drin. Irgendwann kam ich auf die Idee, das Müsli mit Sojaflocken zu mischen. Sojaflocken haben nur drei Gramm Kohlenhydrate auf 100 Gramm. Perfekt also. Dazu ein paar Früchte, Nüsse, meistens Skyr und ein paar Kakaonibs. Das ist für mich heute Frühstück vom Feinsten.

Eines meiner ersten Gerichte war ein Forellen-Spargel-Salat mit vielen, wirklich vielen Granatapfelkernen. Eigentlich kaum Kohlenhydrate – eigentlich. Ihr merkt schon, da ist irgendetwas deutlich aus dem Ruder gelaufen, mein Blutzucker war auf einmal irgendwo bei 250 mg/dl bzw. 13,9 mmol/l. Diese kleinen, äußerst leckeren Granatapfelkerne enthalten fast 17 Gramm Zucker auf 100 Gramm. Ich habe bestimmt einen ganzen Granatapfel gefuttert. Gut, wieder etwas dazugelernt. Granatapfel jetzt ganz verbannen. Nö. Aber ich habe die Dosis deutlich reduziert.

Gegrillt hatte ich ja schon immer sehr gerne. Fleisch geht, Gemüse geht, aber wie mache ich das jetzt mit den Beilagen? Dips waren für mich Tomatenketchup und andere selbst gekaufte Saucen. Zum Grillen eine mehligkochende Backkartoffel mit Kräuterquark sollte doch kein Problem sein, oder? Es kam, wie es kommen musste: Mein Blutzucker explodierte. Also hieß es: rauf auf das Fahrrad und eine Extrarunde von 15 Kilometern. Danach war der Blutzucker wieder um die 100 mg/dl bzw. 5 mmol/l. Wieder was dazugelernt.

Trainings- und Ernährungspläne

Ohne zu wissen, warum, merkte ich instinktiv, dass mein Blutzucker sich nach dem Radfahren deutlich nach unten bewegte. Täglich strampelte ich also eine Stunde auf dem Fahrrad durch den Düsseldorfer Süden. Das Wetter spielte im Oktober 2018 mit und das Training im Freien war einfach perfekt. Ich lernte ganz praktisch, dass Bewegung und Sport den Blutzucker sehr effektiv senken. Kleine Fehler, die den Blutzucker nach oben treiben, können mit der entsprechenden Bewegung, sprich Fahrradfahren oder auch einem zügigen Walk, korrigiert werden, vorausgesetzt, man will. Vorsicht ist jedoch bei denen von uns geboten, die insulinpflichtig sind oder andere Medikamente bekommen, die den Blutzucker unabhängig von Bewegung senken. Hier sollten die kleinen Hypohelfer (Glukose, Gummibärchen etc.) immer dabei sein.

Im November wurde das Wetter trüb und nasskalt. Novemberblues. Das Fahrradfahren machte keinen Spaß mehr und die Unfallgefahr bei schmierigen und rutschigen Wegen war mir viel zu groß. Ich entschied mich für eine Mitgliedschaft im Fitnessstudio. Mit 19,99 Euro monatlich war ich dabei und konnte täglich trainieren. Dort erfolgte eine Einweisung in die dort befindlichen Folterinstrumente. Ergometer und Crossfittrainer sind bis heute meine Favoriten beim Cardiotraining. Vom Krafttraining hatte ich überhaupt keine Ahnung. Aber ich erhielt auch hier eine sehr gute Einweisung und einen gut zu bewältigenden Trainingsplan. Mir wurde ein Training an den Maschinen ans Herz gelegt. Die Ausführung der Übung erfolgt dann geführt durch die Maschine. Für mich wesentlich einfacher als ein Training mit Hanteln.

Mein erster Trainingsplan begann mit Gewichten von zehn bis 30 Kilo. Täglich trainierte ich jetzt im Studio. Auch an den Wochenenden und Feiertagen. Im Wechsel Cardio- und Krafttraining. Die Kontinuität zeigte Wirkung: Nach drei Wochen konnte ich die Gewichte das erste Mal erhöhen. Innerhalb eines halben Jahres wuchsen dann die Muskeln und auch unter meinem Bauchfett ließen sich Muskeln fühlen.

Auch mit meiner Ernährungsumstellung machte ich im Großen und Ganzen recht gute Erfahrungen. Ende November 2018, Weihnachten stand vor der Tür, lag mein HbA1c bei 6,2 % und die damals behandelnde Diabetologin überwies mich an die Hausärztin zurück. Die Diabetesberaterin verabschiedete mich mit den Worten: »Sie haben ja sehr viel geschafft und jetzt Weihnachten können Sie sich doch auch mal Stollen, Plätzchen und Ähnliches gönnen.« Hm, hat die das jetzt wirklich gesagt? Warum soll ich das jetzt wieder essen? Ist das eine Art Belohnungssystem? Das ergab für mich wenig Sinn. Mein Entschluss stand fest: Cheatdays nein danke.

Ich brauche keine Medikamente mehr!

Meine ärztlichen Kontrolltermine nahm ich weiterhin wahr und Schritt für Schritt wurde das Metformin reduziert. Im Januar 2019 dann von 1000 Milligramm auf 850 Milligramm. Im Mai 2019 gab es dann statt der 850-Milligramm-Dosis nur noch 500 Milligramm. Im August 2019 die Worte meiner Ärztin: »Wir probieren es jetzt mal ohne Medikamente.« Ich war stolz wie Bolle, aber auch sehr unsicher. Von da an kontrollierte ich meinen Blutzucker vier Wochen lang bestimmt achtmal täglich. Es funktionierte ohne Medikamente. Mein Blutzucker blieb im Rahmen.

Meine persönliche Geschichte zeigt: Diabetes lässt sich durch die richtige Ernährung, durch die Gewichtsabnahme und regelmäßige Bewegung in den Griff bekommen. Und zwar so, dass die Einnahme von Diabetesmedikamenten überflüssig wird. Mir ist es gelungen. Durch eine extreme Gewichtsabnahme von 35 Kilo, täglich ca. eine Stunde Bewegung, Muskelaufbau durch Krafttraining und eine gesunde Ernährung ohne große »Sünden«. Natürlich, ich muss am Ball bleiben, bei meiner Ernährung aufpassen und darf beim Training nicht nachlassen. Es ist harte Arbeit, nicht in alte Muster zurückzufallen. Das lohnt sich aber, und wie! Ich bin heute fitter als mit 45 Jahren, habe Normalgewicht, fühle mich gesund und die gewonnene Lebensqualität lässt sich nicht in Gold aufwiegen.

Diabetes heilen, geht das?

Es gibt kaum eine Krankheit, die durch ein paar Änderungen des bisherigen Lifestyles so gut behandelbar ist wie Diabetes Typ 2. Dennoch gehen die ärztlichen Meinungen auseinander, ob die Krankheit wirklich heilbar ist, doch einige renommierte Ärztinnen und Ärzte, wie beispielsweise die Ernährungsdocs, sprechen tatsächlich von Heilung.

Ich persönlich würde mit meinem jetzigen Wissen und meiner praktischen Erfahrung nicht von Heilung sprechen. Mein Diabetes befindet sich vielmehr in der Remission. Das bedeutet, dass ich die Krankheit gut im Griff habe und derzeit keine Medikamente benötige. Mein HbA1c von 5,4 % würde niemanden vermuten lassen, dass bei mir ein Diabetes Typ 2 diagnostiziert wurde. Trotzdem ist die Sekretion der Bauchspeicheldrüse gestört und mein Blutzucker würde beim Genuss von Weißmehlprodukten, zum Beispiel einer herkömmlichen Pizza, ungeahnte Höhen erreichen.

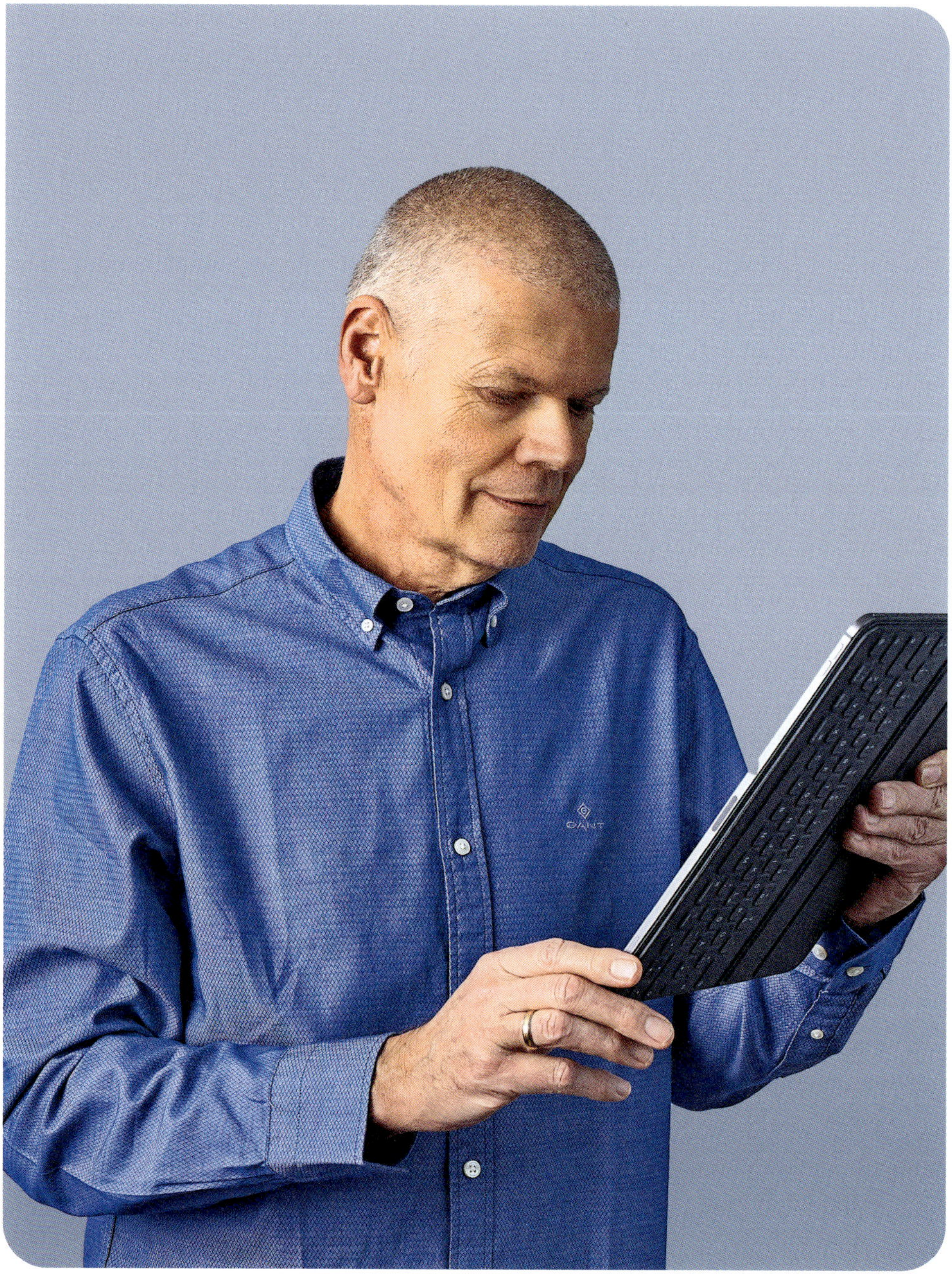

Diabetes – was ist das überhaupt?

Wir Männer wollen es ja immer genau wissen – bitteschön: Hier ein Blick hinter die Kulissen der Erkrankung.

Vorkommen, Symptome, Entstehung

»Diabetes mellitus« ist ein Überbegriff für eine Stoffwechselerkrankung, die durch einen erhöhten Blutzuckerspiegel gekennzeichnet ist.

Insgesamt sind in Deutschland derzeit ca. 8,7 Millionen Menschen an Diabetes erkrankt, dazu kommen ca. zwei Millionen, die davon noch nichts wissen. Damit sind wir Spitzenreiter in Europa.

Medizinisch wird zwischen mehreren Formen unterschieden. Die beiden Hauptformen des Diabetes mellitus sind die Typen 1 und 2. Nur ca. 350 000 Menschen haben einen Typ-1-Diabetes, das sind fünf bis zehn Prozent aller von Diabetes Betroffenen. Die Masse der Menschen mit Diabetes hat einen Diabetes Typ 2.

Schauen wir uns aber erst einmal kurz den Diabetes Typ 1 an. Diese Form ist eine Autoimmunerkrankung, bei der das Immunsystem die für die Insulinproduktion verantwortlichen Betazellen in der Bauchspeicheldrüse zerstört. Die Folge ist ein absoluter Mangel an Insulin, was bedeutet, dass das Hormon Insulin gespritzt werden muss. Dieser Diabetestyp beginnt zu 50 bis 60 Prozent schon in der Kindheit, kann aber auch im späteren Alter noch entstehen.

Der viel weiter verbreitete Typ-2-Diabetes, den auch ich habe und um den es in diesem Buch geht, entsteht meist über einen längeren Zeitraum. Dabei spielt die Genetik eine große Rolle. Noch mehr aber bereiten erhebliches Übergewicht, verursacht durch eine jahrelange ungesunde Ernährung, und Bewegungsmangel den Nährboden für Diabetes Typ 2. Es ist eine Frage der Zeit, bis der Langzeitzucker (HbA1c) bei 5,8 bis 6,4 % liegt, also bis zum Prädiabetes, der Vorstufe. Eine Heilung ist nach derzeitigem Stand der Wissenschaft nicht möglich. Ein Leben ohne Medikamente aber schon.

Wie erkennt man Diabetes Typ 2?

Oftmals bleibt die Erkrankung jahrelang unerkannt und wird nur durch Zufall entdeckt. So wie es auch bei mir war. Gerade wir Männer sind wahre Profis, wenn es darum geht, sich vor Vorsorgeuntersuchungen zu drücken. Mein letzter Arztbesuch lag sechs Jahre zurück, bis mein Diabetes entdeckt wurde. Die Symptome sind ja auch eher unspezifisch und lassen nicht unbedingt ahnen, dass eine ernstzunehmende Erkrankung dahintersteckt.

Die im Kasten beschriebenen Symptome sind alles Erscheinungen, die nicht unbedingt weh tun und für uns Männer, die wir ja harte Hunde sind, keinen Grund darstellen, sie ärztlich untersuchen zu lassen. Vorsorgeuntersuchungen und Männer, das passt irgendwie nicht zusammen. Die Wenigsten von uns nehmen solche Untersuchungen ernst und wir gehen erst zum Arzt, wenn der Kopf unterm Arm ist.

Wie kommt es zum Diabetes Typ 2?

Beim Typ-2-Diabetes handelt es sich um eine chronische Stoffwechselerkrankung. Dabei reagiert der Körper nicht mehr ausreichend auf das Insulinsignal, man spricht dann von Insulinresistenz. Insulin benötigt der Körper aber dringend, denn die Aufgabe dieses Hormons ist es, dem Zucker die Zellen zu öffnen, damit der im Blut zirkulierenden Zucker hineinbugsiert werden kann. Dort sorgt der Blutzucker dann als Energielieferant dafür, dass alle Stoffwechselprozesse ablaufen können und wir funktionieren.

Dieser Blutzucker stammt aus der Nahrung, und zwar aus Kohlenhydraten, die wir so lieben. Brötchen, Nudeln, Pizza,

Klartext, Männer! Typische Diabetessymptome

- Müdigkeit, Konzentrationsschwierigkeiten, Antriebslosigkeit
- übermäßiger Durst und häufiges Wasserlassen
- Gewichtszunahme oder Gewichtsverlust
- Sehstörungen
- Kribbeln oder Taubheitsgefühl in Händen und Füßen
- Infektionen und Heilungsverzögerungen
- Juckreiz

Gummibärchen, Schokolade: Ja, Kohlenhydrate sind lecker. Und Burger ohne Brötchen, Schranke ohne Pommes oder Fußball ohne Knabberkram: undenkbar.

Aber: Jedes Mal, wenn wir Kohlenhydrate essen, werden diese zu Glukose, einem Baustein des Zuckers, abgebaut. Ein ganz normaler Prozess, der uns das Überleben sichert. Nur kommt es darauf an, in welcher Form die Kohlenhydrate vorliegen und in welchen Mengen und wie oft sie ins Blut gelangen wollen. Sind es lange Ketten, dann braucht deren Abbau eine gewisse Zeit. Dadurch wird die Glukose auch nur nach und nach ins Blut abgegeben. Dazu erfahrt ihr aber später noch etwas mehr (Seite 26). Manche Kohlenhydrate liegen aber schon als fast reine Glukose vor, denn sie ist eines der beiden Moleküle unseres gewöhnlichen Haushaltszuckers. Ohne großartige Ab- und Umbauaktionen rauscht die Glukose turbomäßig ins Blut. Die Zellen werden damit geradezu geflutet. Die Speicherkapazität für Zucker ist aber stark begrenzt.

Für diesen Fall hat unser Körper ein eigentlich geniales Programm vorgesehen: Überschüssiger Zucker wird in Fett umgewandelt und für schlechte Zeiten eingelagert. In Zeiten unsicherer Nahrungsversorgung war das sinnvoll. Bei uns Männern bevorzugt und unübersehbar in der Körpermitte, wo er nicht nur für die typische Bierwampe sorgt, sondern auch eine Fettleber verursachen kann. Weil »schlechte Zeiten« bei uns einfach nicht vorkommen, kommt diese Notration nie zum Einsatz. Solange wir bequem auf der Couch liegen und die gespeicherte Energie nicht für körperliche Tätigkeiten nutzen, setzen wir immer mehr Fett an.

Die dauerhafte Zuckerflut hat aber noch andere Folgen: Sie kann für das Insulin zum Killer werden. Da es immer wieder in großen Mengen sofort zur Stelle sein und die Zellen für den Blutzucker öffnen muss, macht es über die Zeit schlapp. Es büßt nach und nach seine Wirkung auf den Schließmechanismus ein, die Zellen reagieren kaum mehr auf seine Aufforderung. Kein Wunder, sie sind ja auch noch mit Zucker vollgestopft, sofern er nicht in der Zwischenzeit verwertet wurde. Über kurz oder lang bedeutet das das Aus für das Insulin: Es wird immer weniger und letztlich gar nicht mehr produziert. So kommt es zur schon genannten Insulinresistenz, der ersten Stufe auf dem Weg zum Diabetes Typ 2.

Insulinmangel und die Folgen

Die Folge: Es zirkuliert immer mehr Blutzucker in den Adern und das hat ungesunde Auswirkungen. Das Risiko für Herzinfarkt und Schlaganfall ist erhöht. Weil der Blutzucker vor allem kleine Gefäße schädigt, kann die Netzhaut betroffen sein,

» Wie Diabetes durch zu viel Zucker entsteht.

INSULIN:
ÖFFNET DEM ZUCKER TÜR UND TOR

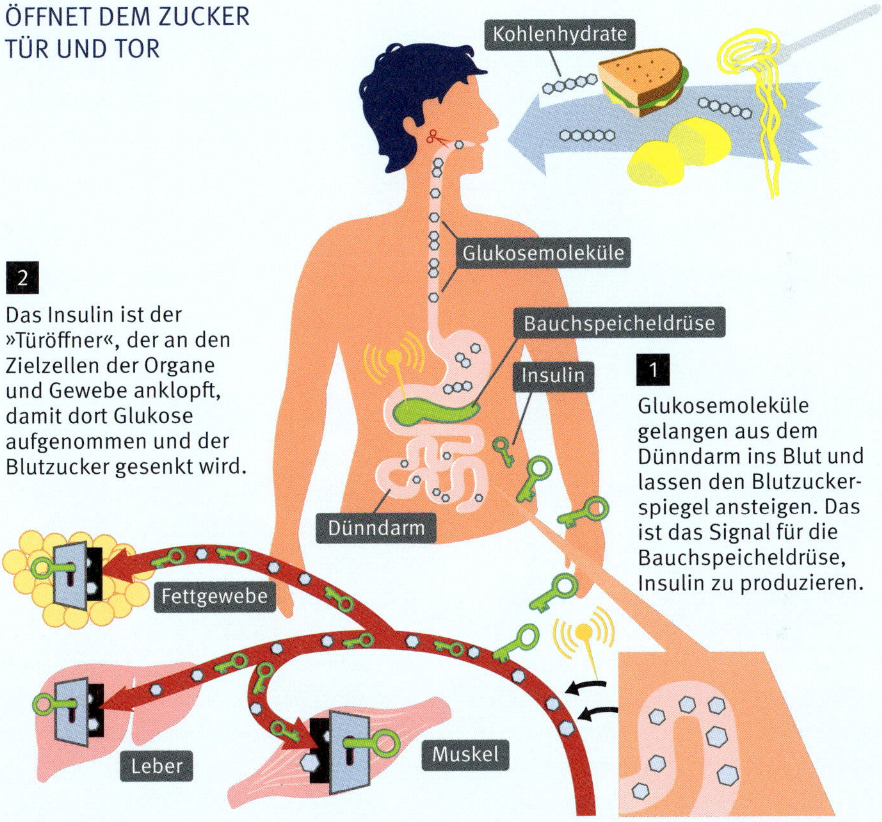

2

Das Insulin ist der »Türöffner«, der an den Zielzellen der Organe und Gewebe anklopft, damit dort Glukose aufgenommen und der Blutzucker gesenkt wird.

1

Glukosemoleküle gelangen aus dem Dünndarm ins Blut und lassen den Blutzuckerspiegel ansteigen. Das ist das Signal für die Bauchspeicheldrüse, Insulin zu produzieren.

3

Aufgrund der dauerhaften Flut von Glukosemolekülen wird immer mehr Insulin produziert. Die Zellen reagieren jedoch kaum mehr auf die Aufforderung zur Öffnung, da sie mit Glukose übersättigt sind. Das Insulin verliert an Wirkkraft, wird immer weniger und letztlich gar nicht mehr produziert.

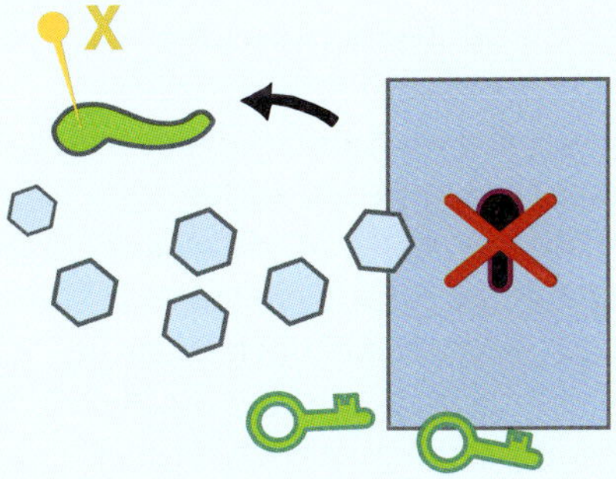

Klartext, Männer! Der HbA1c-Wert

Dieser Wert ist eine Unterform des Hämoglobins, des roten Blutfarbstoffs (HbA). Hämoglobin ermöglicht den Transport von Sauerstoff im Blut. Lagert sich ein Zuckerteilchen an das HbA an, dann bekommt »HbA« den Zusatz »1« verpasst. Und geschieht das an einer bestimmten Untereinheit des Hämoglobins, wird das durch den Zusatz »c« gekennzeichnet. Je höher der Blutzuckerspiegel ist, desto höher ist auch der HbA1c-Wert. Bei niedrigerem Spiegel lösen sich die Zuckerteilchen wieder. Bei Menschen mit Diabetes, die einen längerfristig erhöhten Blutzuckerspiegel haben, wird die Bindung von Zucker und Hämoglobin unlösbar und bleibt bis zum Abbau der roten Blutkörperchen bestehen. Deshalb gibt der HbA1c-Wert dann Auskunft darüber, wie hoch die Zuckerkonzentration durchschnittlich innerhalb der letzten Wochen im Blut war.

Wann ist es Diabetes?
Normbereich: ≤ 5,7 % HbA1c
Prädiabetes: 5,8–6,4 % HbA1c
Diabetes: ≥ 6,5 % HbA1c

was zu Erblindung führen kann. Warum die kleinen Gefäße geschädigt werden, ist noch gar nicht vollständig erforscht. Klar ist: Durch das verschobene Gleichgewicht von Stoffwechselprodukten können sich Ablagerungen an den Gefäßwänden bilden. Auch die Nieren können geschädigt werden und es kann zum Nierenversagen kommen. Nervenbahnen werden angegriffen, was man »diabetische Polyneuropathie« nennt. Menschen, die schon lange mit Diabetes unterwegs sind, spüren deshalb häufig nicht mehr, wenn sie sich an den Füßen verletzen. Auch meine »Sommersprossen« an Füßen und Unterschenkeln waren erste Zeichen solcher krankhafter Veränderungen. Es entstehen schneller Wundinfekte, die im Extremfall Amputationen nach sich ziehen können.

Klartext, Männer!

Ich sag's, wie es ist: Ein Diabetes Typ 2 kommt in der Regel nicht aus dem Nichts. Meistens gibt es eine Vorgeschichte mit ungesunder Ernährung, Übergewicht und zu wenig Bewegung. Das Gute ist: Ihr könnt etwas dagegen tun und damit gut mit eurem Diabetes leben. Mir ist das gelungen. Warum nicht auch euch?

Das bedeutet aber auch: Wenn ihr ernsthaft etwas gegen euren Diabetes tun wollt, dann führt kein Weg daran vorbei, die Ernährung umzustellen und den Hintern hochzukriegen. Ja, das ist nicht immer leicht. Aber uns Männer haut ja so schnell nichts um. Also, ran ans Werk. Jetzt geht es dem Diabetes an den Kragen.

Wie hoch ist mein Diabetes-Risiko?

Mit acht einfachen Fragen könnt ihr euer Risiko, in den nächsten zehn Jahren an Diabetes-Typ-2 zu erkranken, einschätzen.

Der Fragebogen FINDRISC (FINnish Diabetes RIsk Score), deutsch FINDRISK (»Finde Dein Risiko«) wurde ursprünglich am Public Health Institute in Helsinki aufgesetzt und von der Deutschen Diabetes-Gemeinschaft zusammen mit Prof. Dr. med. habil. Peter E. H. Schwarz und der Arbeitsgemeinschaft Prävention Diabetes Typ-2 weiterentwickelt. Am Ende des Buchs (Empfehlungen des Autors, Seite 139) findet ihr den Link zum Test. Kriterien für das individuelle Risiko sind unter anderem Alter, Vorkommen von Diabetes in der Verwandtschaft, Taillen-Umfang, Bluthochdruck, Ernährungsweise und Bewegungsverhalten. Die Auswertung zeigt das individuelle Risiko, in den nächsten 10 Jahren an Diabetes zu erkranken, und bietet darüber hinaus Tipps und Empfehlungen für die nächsten Schritte.

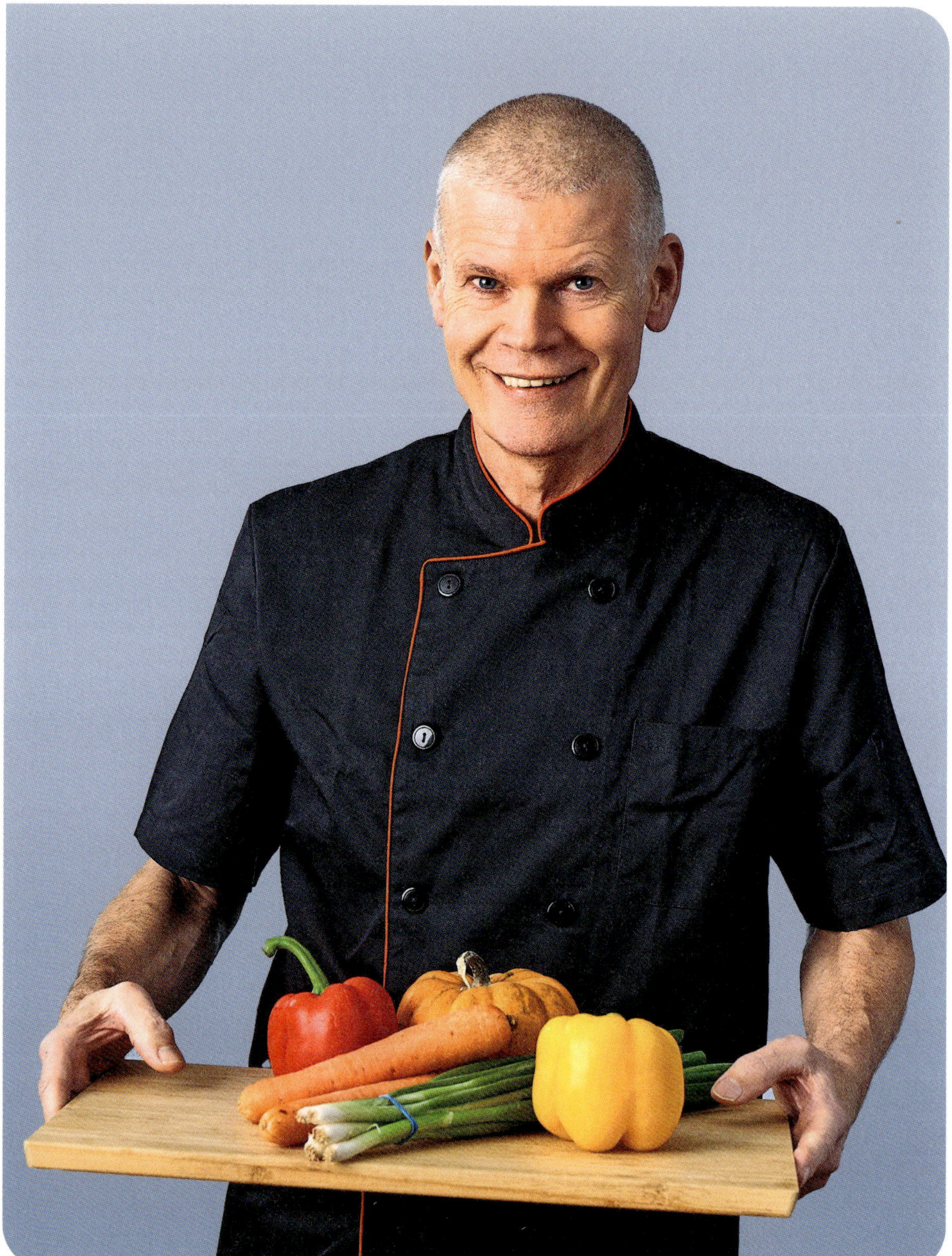

Ernährung bei Diabetes

Weniger zu essen, vor allem weniger ungesund, ist eine Säule der Diabetestherapie. Eine neue Ernährungsweise kommt auf euch zu. Glaubt mir: Die macht satt und ist richtig lecker!

Grundlegendes zur Ernährung

Zuerst befassen wir uns also mal ein bisschen genauer mit dem Thema Essen. Als Einstieg schauen wir uns an, was unser Körper eigentlich so braucht.

Essen muss schmecken. Das ist logisch, sonst isst es ja keiner. Aber ausgerechnet Zucker ist neben Fett und Salz ein Geschmacksträger.

Lecker-fluffiges Weißbrot, Pasta und Pizza aus Weißmehl – was schließlich auch ein Zucker ist – sind doch einfach ein Träumchen! Darauf soll ich jetzt verzichten? Wenn es um Weißmehlprodukte und reinen Zucker geht: Ja, so ist es. Ganz ohne Änderungen des Lifestyles wird ein gutes Diabetesmanagement nicht funktionieren. Manche Lebensmittel wie hochverarbeitetes Weißmehl und große Mengen Zucker treiben nun einmal den Blutzucker innerhalb kurzer Zeit in ungeahnte Höhen. Aber ich kann euch beruhigen: Es gibt unendlich viele Lebensmittel und Gerichte, die blutzuckergesund und noch dazu sehr lecker sind und von denen wir uns kaum vorstellen können, sie einfach so aus unseren Essgewohnheiten zu verbannen.

Wie ich mich schlau gemacht habe

Ich musste mir meine Kenntnisse über Ernährung auch erarbeiten. Reichte mein bisher in den Diabetesschulungen erworbenes Wissen aus? Naja, aber es war immerhin ein Anfang, auf dem ich aufbauen konnte. Rom wurde schließlich auch nicht an einem Tag erbaut. Es reifte in mir der Entschluss, eine Fortbildung zum Ernährungsberater in Angriff zu nehmen. Hier lernte ich dann von der Pike auf, wie das genau mit der Ernährung funktioniert. Der Tag, an dem ich mein Zertifikat als Ernährungsberater in Händen hielt: einfach unbeschreiblich.

Ausgestattet mit diesem fundierten theoretischen Wissen und meiner Liebe zum Kochen ist es mir möglich, blutzuckerfreundliche Rezepte zu entwickeln und dabei persönliche Vorlieben zu berücksichtigen. Grundsätzlich orientiere ich mich an den Empfehlungen der Deutschen Gesellschaft für Ernährung. Die neuen Empfehlungen haben sehr kontroverse Diskussionen ausgelöst, sie sehen den täglichen Verzehr von 300 Gramm Getreide und Getreideprodukten vor. »Viel zu viele Kohlenhydrate – eine absolute Katastrophe für Menschen mit Diabetes Typ 2«, so auch einige Ernährungswissenschaftler.

Hier solltet ihr euch nicht verunsichern lassen. Ich kann nur wiederholen: Die Dosis macht das Gift. Bei Vollkornprodukten könnt ihr z. B. nach 30 Minuten den Blutzucker messen, und wenn ihr bei 160 mg/dl oder 8,0 mmol/dl angekommen seid, mit einem fröhlichen Lied auf den Lippen einen zügigen Walk hinlegen. Meist reichen schon zehn Minuten und alles ist fein.

Ich werde sehr häufig gefragt: »Andreas, was kann ich denn überhaupt noch essen?« Ja, wie sollte sie nun aussehen, die Ernährung von Menschen mit Diabetes?

Blutzuckeranstieg nach Verzehr verschiedener Lebensmittel

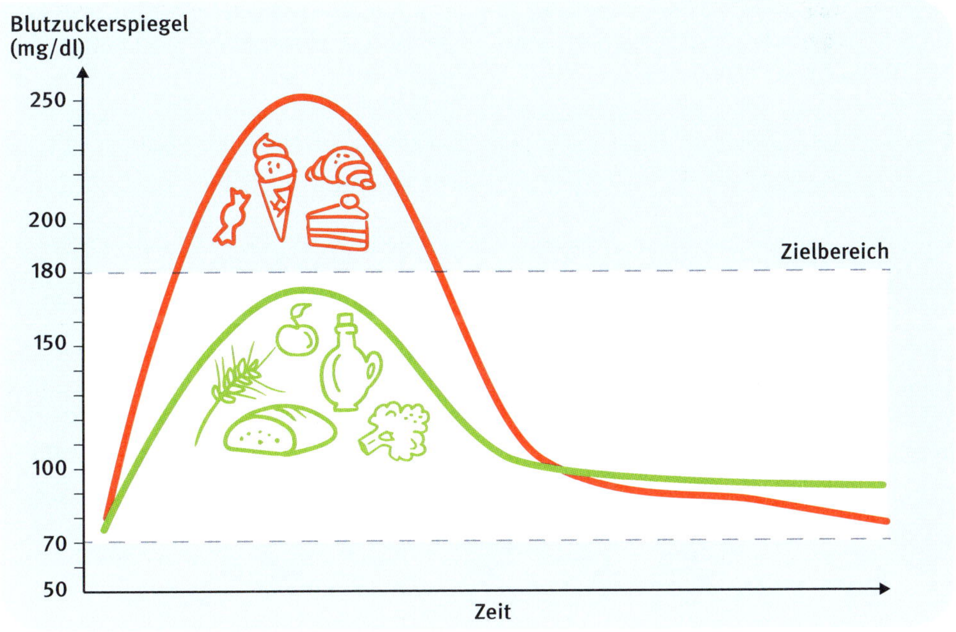

Bunt, abwechslungsreich, ausgewogen, pflanzenbasiert, ab und zu auch mit hochwertigem Fisch und Fleisch. Am Ende des Essens muss es heißen: Lecker war's und satt geworden bin ich auch. Na, ist das nicht motivierend? Und noch etwas: Ich erinnere mich immer gern an die Küche meiner Oma. Fleisch und Fisch gab es einmal die Woche. Das war damals meistens üblich und sollte auch heute unser Maßstab sein. Und ja, Männer, auch das ist möglich und nur eine Frage der Gewohnheit. So könnt ihr das Fleisch als etwas Besonderes genießen. Ihr werdet es erleben.

Die Nährstoffe

Um die Grundlagen einer gesunden Ernährung für uns Männer mit Diabetes zu verstehen, schauen wir uns jetzt erst einmal die einzelnen Nährstoffe in unserer Nahrung an. Und da fangen wir gleich einmal mit unserem speziellen Problemkind an, den Kohlenhydraten.

Kohlenhydrate

Seit einiger Zeit werden ohne Ausnahme alle Kohlenhydrate häufig verteufelt. Dabei sind die langkettigen Kohlenhydrate (Polysaccharide), die in Vollkornprodukten stecken, und die darin enthaltenen Ballaststoffe von unschätzbarem Wert für unsere Ernährung. Weißmehlprodukte dagegen enthalten bis auf ein wenig Eiweiß sowie jede Menge Kohlenhydrate so gut wie keine Nährstoffe. Man spricht auch von »leeren Kalorien«.

Um das zu verstehen, muss man etwas mehr in die Tiefe gehen. Ich habe es zwar bereits kurz angerissen, möchte hier aber noch einmal etwas detaillierter darauf eingehen: Es kommt sehr darauf an, in welcher Form die Kohlenhydrate – bzw. der Zucker – vorliegen.

Bausteine von Kohlenhydraten und ihre Verbindungen.

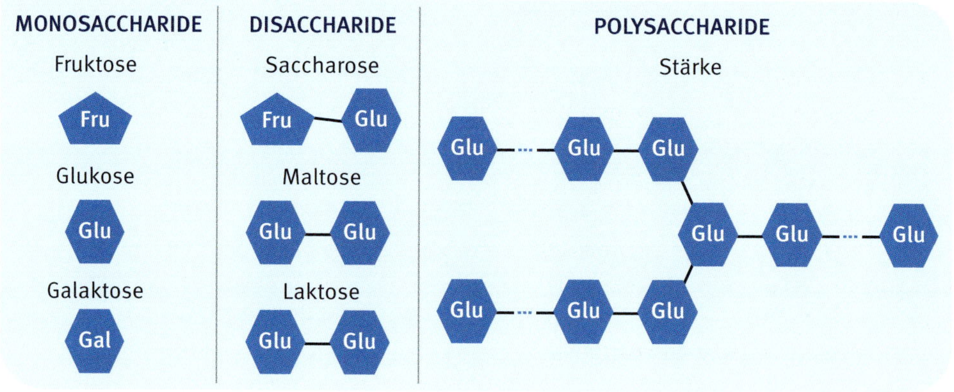

Etwas ganz Wichtiges müsst ihr euch klarmachen: Letztlich sind alle Kohlenhydrate Zucker. Kohlenhydrate bauen sich aus wenigen verschiedenen Zuckermolekülen auf. Die wichtigsten für unsere Ernährung heißen Glukose, Fruktose und Galaktose. Unser simpler Haushaltszucker beispielsweise besteht aus je einem Molekül Glukose und einem Molekül Fruktose. Dieses Gebilde heißt dann Saccharose. Stärke, wie sie z. B. in Kartoffeln vorkommt, ist eine lange Kette aus Glukosemolekülen. Der Abbau solcher Ketten dauert dann schon etwas länger, denn sie werden nach und nach in ihre Einzelteile zerlegt, bis sie letztendlich als einzelne Moleküle vorliegen.

In der fünften Klasse machte unser Lehrer im Biologieunterricht mit uns ein Experiment. Er gab uns eine Scheibe Weizenbrot oder -brötchen und wies uns an, das Brot gründlich zu kauen. Bereits nach kurzer Zeit hatte ich einen süßen Geschmack im Mund. Die im Speichel enthaltene Amylase hatte sofort mit der Aufspaltung der Stärke in Glukose begonnen.

Bereits in der Mundhöhle entsteht also Glukose, die ins Blut geht und den Blutzucker ansteigen lässt. Je kürzer die Verbindungen sind, desto schneller geht das. Zucker schmeckt sofort süß, Stärke braucht eine gewisse Zeit, bis der süße Geschmack signalisiert, dass die Amylase ihre Verdauungsarbeit leistet und einzelne Moleküle abgetrennt wurden.

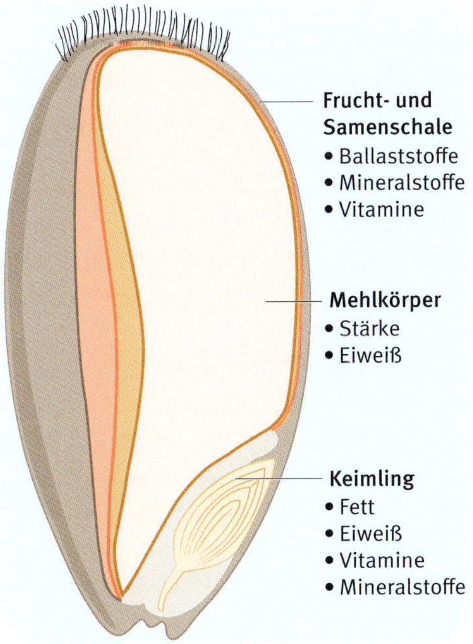

Aufbau eines Getreidekorns

Der Test ging daher mit Vollkornbrot weiter. Hier war gar keine Süße zu schmecken, weil die Aufspaltung deutlich länger dauerte. Fazit dieses Experiments: Die im Weißmehl enthaltene Stärke lässt den Blutzucker schneller in die Höhe schießen als ein Vollkornprodukt, das nur einen moderaten Anstieg bewirkt.

Ballaststoffe

Woran das liegt? Nicht nur an der Länge der Kohlenhydratketten, sondern auch an den Ballaststoffen. Diese unverdaulichen Nahrungsbestandteile zählen zwar auch zu den Kohlenhydraten, sollen aber hier wegen ihrer Wichtigkeit gesondert betrachtet werden. Sie sind Bestandteile pflanzlicher Nahrung, die im Dünndarm nicht oder nicht vollständig abgebaut werden und somit unverdaut in den Dickdarm gelangen. Als solche sind sie zwar nicht lebensnotwendig und der Körper zeigt keine Mangelerscheinungen. Häufig klagen aber Menschen, die sich ballaststoffarm ernähren, über Verstopfung. Dieses Problem lässt sich in den meisten Fällen mit einer pflanzenbasierten Ernährung innerhalb weniger Tage beheben. Mindestens 30 Gramm Ballaststoffe sollten täglich konsumiert werden. Gemüse, Hülsenfrüchte, Nüsse, Obst und Getreide enthalten reichlich davon.

Als Bestandteil von Getreide (Seite 27) spielen sie gerade für Menschen mit Diabetes eine Sonderrolle. Denn sie kommen in Vollkorngetreide in den äußeren Schichten des Korns vor, sind aber bei Weißmehlprodukten durch die Ausmahlung nicht mehr vorhanden. Weißmehl besteht nur noch aus dem Inneren des Korns, der Stärke. Auch der Keim, der reich an Vitaminen, Mineralstoffen, guten Fettsäuren und Protein ist, wurde abgetrennt. Für uns Männer mit Diabetes sind Ballaststoffe aber ganz wichtig, denn diese eigentlich unverdaulichen Stoffe verzögern durch ihre Quellwirkung im Darm die Aufnahme von Zuckern ganz wesentlich.

Weißmehl dagegen enthält – wie Zucker auch – reichlich »leere« Kohlenhydrate und etwas Eiweiß in Form von Gluten. Macht nicht satt und führt zu Heißhunger. Wie ihr jetzt schon wisst, lässt es den Blutzu-

Mein Tipp: Vollkorn ist nicht gleich Vollkorn

Vollkornbrot und -brötchen kannte ich früher schon aus dem Supermarkt. Die umfangreiche Zutatenliste verschlug mir allerdings glatt die Sprache. Es ist erschreckend, was in vielen Backwaren so alles enthalten ist.
Vollkorn ist dann ein Produkt gemäß den Leitsätzen für Brot- und Kleingebäck des Bundesministeriums für Ernährung und Landwirtschaft, wenn 90 Prozent der Inhaltsstoffe Vollkorn enthalten. Die restlichen zehn Prozent können dann alles Mögliche sein.

Landläufig herrscht die Meinung, Vollkorn müsse sehr dunkel sein. Wie bekommt man ein Brot dunkel? Mit Zuckerrübensirup, Malzextrakt, Karamellsirup und Röstmalz, die im Grunde reiner Zucker sind. Kein Wunder, dass der Blutzucker schon beim Verzehr von zwei Scheiben eines solchen Brotes deutlich über 180 mg/dl bzw. 10 mmol/l steigt. Ich backe und koche selbst, seitdem mir das bewusst wurde. Da weiß ich wenigstens, welche Zutaten verwendet wurden.

Klartext, Männer! Eiweißbedarf bei Übergewicht berechnen

Der Eiweißbedarf bezieht sich stets auf das Normalgewicht, Diabetes Typ 2 geht aber oft Hand in Hand mit Adipositas. Da sich Fettgewebe durch einen inaktiven Stoffwechsel auszeichnet, sollte es bei der Berechnung des Eiweißbedarfs im wahrsten Sinne des Wortes nicht ins Gewicht fallen.
Wie berechnet ihr dann euren Eiweißbedarf? Hier greifen wir in die Trickkiste und ziehen von unserer Körpergröße in Zentimetern 100 ab. Bei einer Körpergröße von 190 Zentimetern ergibt sich ein Normalgewicht von 90 Kilo. Auch, wenn die Waage tatsächlich mehr anzeigt: Dieser Wert ist unser Richtwert (siehe auch Grundumsatz, Seite 49).
Wie viel Gramm Eiweiß pro Kilo Körpergewicht sollen es sein? Für einen gesunden Menschen gilt: ca. ein Gramm Eiweiß pro Kilogramm Körpergewicht. Bei den fiktiven 90 Kilo wären das also 90 Gramm Eiweiß. Damit seid ihr optimal versorgt. Das gilt auch für täglich aktive Hobbysportler. Die tägliche Menge Eiweiß sollte zwei Gramm pro Kilogramm Körpergewicht nicht übersteigen.

ckerspiegel rasant in die Höhe schießen und ist für die Ernährung von Menschen mit Diabetes nicht zu empfehlen.

Ja, Männer, Vollkorn ist Pflicht für uns! Und jetzt bitte jetzt nicht die Nase rümpfen, sondern weiterlesen! Ihr glaubt es vielleicht nicht, aber es gibt keine Getreideprodukte und Backwaren, die nicht auch mit Vollkorngetreide zubereitet werden könnten. Klar, man muss sich geschmacklich etwas umorientieren. Vollkorn hat einen kräftigeren, oft etwas nussigen Geschmack. Klingt aber doch gar nicht so schlecht, oder? Probiert es aus.

Eiweiß

Was ranken sich nicht alles für Empfehlungen um den Makronährstoff Eiweiß. Einerseits werden alle Kohlenhydrate verteufelt, andererseit kann der Konsument neuerdings gar nicht genug Eiweiß zu sich nehmen. »High Protein« ist überall. Eine eiweißreiche Ernährung ist gerade bei vielen chronischen Erkrankungen wichtig, sollte aber nicht gleichbedeutend mit exzessivem Eiweißkonsum sein. Ein Zuviel kann die Nieren schädigen. Auch hier macht mal wieder die Dosis das Gift. Es ist ebenfalls ein Mythos, dass tierisches Eiweiß immer besser als pflanzliches Eiweiß ist, im Allgemeinen stimmt es aber.

Fortsetzung auf Seite 34

Glykämischer Index und Glykämische Last

Was das jetzt schon wieder ist? Beides sind Werte für die Wirkung von Lebensmitteln auf den Blutzucker. Erfahrt hier, wie ihr sie für euch nutzen könnt.

Der Glykämische Index (GI) gibt uns einen Hinweis auf die zu erwartende Wirkung von Lebensmitteln auf unseren Stoffwechsel. Er geht bis zu einem Wert von 100, als Referenzwert gilt Traubenzucker, und beschreibt die Reaktion des Blutzuckers auf die Aufnahme von 50 Gramm Kohlenhydraten, die über ein bestimmtes Lebensmittel zugeführt werden. Aber Vorsicht: Er beschreibt nicht die Reaktion auf 50 Gramm dieses Lebensmittels, das ist ein großer Unterschied!

Ein Beispiel: Der GI von gegarten Möhren liegt mit 70 von 100 recht hoch. Man könnte also meinen, dass Möhren nichts für Menschen mit Diabetes sind. Um auf diese 50 Gramm zu kommen, müsste man allerdings etwa 1,6 Kilo Möhren essen. Ein Weißmehl-Baguette hat zwar denselben GI von etwa 70 – um auf die 50 Gramm Kohlenhydrate zu kommen, reichen allerdings schon 104 Gramm Baguette. Hilfreicher für uns Menschen mit Diabetes bei der Einordnung kohlenhydrathaltiger Lebensmittel nach ihrer Wirkung auf den Blutzucker ist daher die Glykämische Last (GL). Dabei wird auch die Kohlenhydratmenge in 50 Gramm des Lebensmittels berücksichtigt. Mit diesen Werten können wir etwas anfangen.

Ermittlung des GL

GI × Menge verfügbarer Kohlenhydrate pro Portion geteilt durch 100.

Hier zwei Beispiele:

- 1 Weißmehl-Weizenbrötchen (45 g):
  GI: 73, Kohlenhydrate: 25 g
  GL = (73 × 25)/100 = 18 (gerundet)
- 1 Portion gegarter Möhren (200 g)
  GI: 70, Kohlenhydrate: 4 g
  GL = (70 × 4)/100 = 3 (gerundet)

Einordnung des GL

- niedrig: ≤ 10
- moderat: 11–19
- hoch: ≥ 20

GI und GL von Lebensmitteln

Lebensmittel	GI	GL	g KH/100 g
Früchte			
Ananas	82	11	13
Äpfel	32	5	14
Aprikosen	44	4	9
Aprikosen, getrocknet	44	21	48
Bananen	47	10	21
Birnen	33	4	12
Datteln, getrocknet	54	37	66
Erdbeeren	40	2	6
Feigen, getrocknet	54	31	58
Heidelbeeren	53	4	7
Mandarinen	52	5	10
Mangos	48	6	13
Nektarinen	43	5	12
Orangen	45	4	9
Pfirsiche	76	7	9
Trauben	55	9	16
Wassermelonen	50	4	8
Gemüse			
Erbsen, gekocht	45	6	12
Kartoffeln, gekocht	73	10	14
Kartoffeln, gekocht, abgekühlt	49	7	14
Kartoffelpüree	79	11	14

Lebensmittel	GI	GL	g KH/100 g
Kürbis, gekocht	75	3	5
Möhren, gekocht	70	1	4
Möhren, roh	16	1	5
Pastinaken, gekocht	97	11	11
Rote Bete, gekocht	64	4	6
Süßkartoffeln, gebacken	88	21	24
Tomaten	23	1	3
Milch und Pflanzendrinks			
Sojadrink, ungesüßt	15	0	2
Haferdrink, ungesüßt	69	5	7
Kuhmilch, vollfett	37	2	5
Kuhmilch, fettreduziert	27	1	5
Hülsenfrüchte			
Kichererbsen, Dose	36	6	17
Kidneybohnen, Dose	39	3	9
Linsen, gekocht	16	3	18
Getreide, Getreideprodukte und Pseudogetreide			
Vollkornbrot mit Hefe/Sauerteig	40	18	45
Weißbrot/Weißmehlbrötchen	73	39	55
Roggenbrot (30 %)	65	29	45
Vollkorn-Roggenbrot (100 %)	45	20	45
Croissant	70	32	45
Couscous	65	46	70
Quinoa	35	21	59

Lebensmittel	GI	GL	g KH/100 g
Hirse	70	48	69
Haferflocken	40	23	59
Brauner Reis/Naturreis/Basmati	50	39	78
Wildreis	35	25	71
Vollkornnudeln, gekocht	50	33	65
Vollkornnudeln, al dente	40	26	65
Spaghetti, kurz gekocht (5 Minuten)	40	30	75
Spaghetti, weich gekocht	55	41	75
Nüsse			
Cashewkerne	25	8	30
Erdnüsse	18	1	8
Pistazien	28	3	12
Zucker und Zuckeralternativen			
Kristallzucker	65	64	100
Kokosblütenzucker	35	33	94
Snacks, Süßigkeiten und Süßgetränke			
Popcorn	85	63	74
Kartoffelchips	80	32	41
Milchschokolade	70	38	54
Schokolade (Kakaogehalt über 70 %)	25	11	44
Cola	70	7	10
Nuss-Nugat-Creme	55	31	57

Quellen: Atkinson FS, Brand-Miller JC, Foster-Powell K, Buyken AE, Goletzke J. International tables of glycemic index and glycemic load values 2021: a systematic review. Am J Clin Nutr. 2021 Nov 8;114(5):1625–1632; www.naehrwertrechner.de

Immerhin ist tierisches Eiweiß dem menschlichen ähnlicher als pflanzliches, deshalb kann es auch effektiver verwertet werden.

Lange sprach man von biologischer Wertigkeit, dieser Wert ist aber heute veraltet, denn er lässt die Verdaulichkeit der Proteine außer acht. Heute nutzt man den DIAAS-Index, der den Dünndarminhalt analysiert und genauer als die biologische Wertigkeit ist. DIAAS steht für »Digestible Indispensable Amino Acid Score«, also »Bewertung der verdaulichen unentbehrlichen Aminosäuren« und zeigt, wie viel Eiweiß aufgenommen wurde, nachdem der Dünndarm passiert wurde. Und dabei zeigt sich: Auch unter den Pflanzen gibt es echte Proteinbomben. Und es kommt noch besser: Kombiniert man verschiedene Proteinquellen, wird das Protein besser verwertet (siehe Kasten). Beliebte Kombinationen, die auch noch gut schmecken, sind dann zum Beispiel schwarze Bohnen, Mais und Reis wie in Chili con Carne, Hummus aus Kichererbsen und Tahin (Sesam) mit Weizentortilla oder Kartoffelsalat mit Mais. Natürlich dürfen wir als dabei die Kohlenhydratmengen nicht aus den Augen verlieren.

Fette

Auch Fette gehören zu den Makronährstoffen. Die von der DGE empfohlene Gesamtmenge pro Tag liegt bei 30 Prozent unserer Nahrung. Doch Vorsicht, so wie Vollkorn nicht gleich Vollkorn ist, ist Fett nicht gleich Fett.

Top-Eiweißkombinationen

Proteinkombination	Verhältnis	DIAAS
Ackerbohne + Mais + Kartoffel	15/20/65	1,00
Mais + Kartoffel	25/75	1,00
Weizen + Kartoffel	30/70	1,00
Soja + Weizen	90/10	0,90
Mais + Soja	15/85	0,88
Ackerbohne + Mais + Soja	10/20/70	0,85
Erbse + Weizen	60/40	0,85
Ackerbohne + Mais	75/25	0,64

Quelle: Herremann L et al. (2020). Comprehensive overview of the quality of plant- and animal-sourced proteins based on the digestible indispensable amino acid score. Food science & nutrition, 8(10), 5379–5391

Mein Tipp: Fleisch kohlenhydratarm genießen

Auch wenn es sich wie ein Klischee anhört, ist es nicht von der Hand zu weisen: Wir Männer lieben Fleisch und möchten es genießen! Egal ob eine Bratwurst mit Senf im Weizenbrötchen oder die Leberkäsesemmel – das Weißmehlbrötchen gehörte auch bei mir immer dazu. Warum eigentlich? Vermutlich aus Gewohnheit. Klar genieße ich meine Thüringer Rostbratwurst noch immer. Ich habe ja schließlich in Jena studiert und, ganz ehrlich, Thüringer Rostbratwurst ist nun einmal die beste. Auf das Weißmehlbrötchen mit Stärke pur und null Nährwert verzichte ich dagegen heute gerne. Zur Wurst gibt es entweder ein Vollkornbrötchen oder eine Gemüsecurrypfanne (Seite 118). Die lassen den Blutzuckerspiegel moderat ansteigen.

Fett ist natürlich ein Geschmacksträger und die »gute Butter« zeichnete vor der Diagnose auch meine Gerichte aus. Egal ob Gemüse oder Saucen, ohne reichlich Butter ging nichts. Auch hier habe ich viel dazugelernt.

Der überwiegende Anteil unserer Fette sollte aus ungesättigten Fettsäuren bestehen. Mein Favorit ist hier ein natives kaltgepresstes Olivenöl, das sehr reich an gesunden einfach ungesättigten Fettsäuren ist. Wusstet ihr, dass eine vierköpfige Familie im Mittelmeerraum pro Woche einen Liter Olivenöl verbraucht? Ich liebe die mediterrane Ernährung mit viel Gemüse, Knoblauch, jeder Menge Kräutern und Fisch, ab und zu Fleisch und eben reichlich Olivenöl.

Nicht vernachlässigen solltet ihr die Aufnahme der besonders wichtigen Omega-3-Fettsäuren, die reichlich in fettem Seefisch, in Algen, aber auch in Nüssen, Samen und in vielen Gemüsesorten wie zum Beispiel Grünkohl enthalten sind. Bei Omega-3-Fettsäuren handelt es sich um essenzielle, also lebenswichtige Fettsäuren. Zu ihnen gehören beispielsweise Alpha-Linolensäure, die zur Bildung von Eicosapentaensäure (EPA) und Docosahexaensäure (DHA) benötigt wird. Während die Alpha-Linolensäure hauptsächlich in pflanzlichen Lebensmitteln vorkommt, sind EPA und DHA in tierischen Lebensmitteln vorhanden.

Gerade für uns Menschen mit Diabetes haben Omega-3-Fettsäuren große Vorteile:

- Sie helfen, die Zellmembranen gesund zu halten, und unterstützen damit die Insulinempfindlichkeit der Zellen.
- Sie reduzieren Entzündungen, die zum Auftreten von Diabetes beitragen.
- Sie können, wie einige Studien zeigen, den Blutzuckerspiegel stabilisieren.

Nach meiner Erfahrung ist es jedoch leider so, dass oftmals der Tagesbedarf nicht gedeckt werden kann. Wer isst schon 300 Gramm fetten Seefisch oder 1,2 Kilo Grünkohl täglich, um genügend Omega-3-Fettsäuren aufzunehmen? Kaum zu schaffen. Dazu kommt, dass diese Fettsäuren aus Fisch sehr viel besser verwertet werden können als die aus pflanzlichen Lebensmitteln stammenden. So reicht auch das an Omega-3-Fettsäuren reiche Leinöl nicht aus, um den Tagesbedarf an Omega-3-Fettsäuren zu decken. Die enthaltene Alpha-Linolensäure (ALA) kann nur zu einem geringen Teil in die aktive EPA (Eicosapentaensäure) umgewandelt werden. Es bleibt also der fette Seefisch. Aber so viel Fisch wollen die wenigsten essen. Was das für die Umwelt bedeuten würde, steht noch auf einem anderen Blatt. Sprecht also hier mit der Ärztin oder dem Arzt eures Vertrauens, um gegebenenfalls Omega-3-Fettsäuren zu supplementieren. Es gibt sie als Fischöl, aber auch aus Algen.

Mikronährstoffe

Ebenso wie die schon besprochenen Makronährstoffe Kohlenhydrate, Fett und Eiweiß sind die Mikronährstoffe für unseren Körper unverzichtbar.

Zu den Mikronährstoffen zählen:

- Vitamine
- Mineralstoffe
- sekundäre Pflanzenstoffe

Sowohl ein Mangel als auch ein Überschuss an Mikronährstoffen kann zu ernsthaften gesundheitlichen Problemen führen.

Im Normalfall bekommt der Körper alle Mikronährstoffe ausreichend über eine abwechslungsreiche und ausgewogene Ernährung zugeführt. Problematisch kann es aber bei Menschen mit Diabetes sein. Hier können Mängel an verschiedenen Mikronährstoffen wie Vitamin B_1, Vitamin E, Coenzym Q 10, Magnesium, Vitamin B_{12}, Vitamin C, Folsäure, Vitamin D, Alpha–Liponsäure, Zink und Chrom bestehen. Dafür gibt es mehrere Gründe. beispielsweise den gestörten Zucker-Fett-Stoffwechsel und eine häufig gestörte Nierenfunktion, was die regelmäßige Einnahme von Medikamenten wie Metformin nötig macht.

Bevor Ihr aber irgendwelche Supplemente überteuert kauft, lasst ärztlicherseits klären, ob und in welchem Umfang ein erhöhter Bedarf an Mikronährstoffen besteht. In Deutschland sind Hypervitaminosen (zu hohe Konzentrationen) sehr viel häufiger als zu geringe Konzentrationen. Auch zu hohe Konzentrationen sind alles andere als gesund.

Vitamine kommen in wasser- oder fettlöslicher Form vor. Die fettlöslichen Vitamine heißen A, D, E und K. Sie können vom Körper zum Teil monatelang gespeichert werden. Die wasserlöslichen Vitamine hingegen, wie zum Beispiel Vita-

Klartext, Männer! Vitamin D

In den Monaten März bis September reicht die Sonneneinstrahlung normalerweise aus, um genügend Vitamin D zu bilden – vorausgesetzt, ihr haltet euch mindestens 10 Minuten draußen auf, Gesicht und Unterarme unbedeckt. In der dunklen Jahreszeit aber kann das Vitamin nicht ausreichend nur über die Nahrung (wie z. B. Hering oder Pilze) aufgenommen werden. Und selbst wenn die Sonne scheint: Der Einfallswinkel muss mindestens 42 Grad betragen, damit die UV-Strahlung nicht schon durch die Ozonschicht absorbiert wird. Das ist nur von Ende März bis Mitte Oktober der Fall. Zu allen anderen Zeiten empfiehlt es sich, auf Vitamin-D-Präparate zurückzugreifen. Immerhin ist die Hälfte der Deutschen von einem Vitamin-D-Mangel betroffen.

min C und die Gruppe der B-Vitamine, müssen täglich mit der Nahrung aufgenommen werden, um eine ausreichende Versorgung des Körpers zu gewährleisten. Überschüsse werden über Urin und Schweiß ausgeschieden.

Mineralstoffe sind anorganische Ionen, die unterschiedlichste lebenswichtige Aufgaben im Körper erfüllen. Nach ihrem mengenmäßigen Anteil im Körper werden sie in zwei Gruppen unterteilt: in Spurenelemente und Mengenelemente. Spurenelemente sind Selen, Chrom, Kupfer, Mangan, Fluor, Jod und Zink, um nur einige zu nennen. Zu den Mengenelementen gehören zum Beispiel Kalzium, Kalium, Magnesium und Natrium.

Mengen- und Spurenelemente unterscheiden sich in der Konzentration in Milligramm pro Kilogramm Körpergewicht. Spurenelemente liegen mit unter 50 mg/kg Körpergewicht in Spuren vor, während Mengenelement ab 50 mg/kg Körpergewicht in größeren Mengen vorhanden sind. Eine Ausnahme bildet Eisen, das mit einer Konzentration von ca. 60 mg/kg Körpergewicht den Spurenelementen zugeordnet wird.

Sekundäre Pflanzenstoffe unterscheiden sich von den primären Pflanzenstoffen (Kohlenhydraten, Proteinen und Fetten) durch ihr mengenmäßig sehr geringes Vorkommen, ihre ausschließlich pharmakologische Wirkung und eine chemische und zahlenmäßig unermessliche Vielfalt.

In der Natur kommen schätzungsweise mehrere 100 000 dieser sekundären Pflanzenstoffe vor. Bis zu 10 000 befinden sich in unserer Nahrung. Etwa 1,5 Gramm nehmen wir davon täglich zu uns. Beispiele für sekundäre Pflanzenstoffe sind Flavonoide, Phenolsäuren, Carotinoide,

Phytoöstrogene, Glucosinolate, Sulfide, Monoterpene, Saponine und Phytosterole. Ja, die Namen sind zum Teil unaussprechlich. Merkt euch einfach, dass bei der Wirkung auf den menschlichen Körper noch vieles ungeklärt ist. Unbestritten sind jedoch ihre gesundheitsfördernden und lebensverlängernden Eigenschaften.

Sekundäre Pflanzenstoffe wirken beispielweise:

- antikanzerogen (Schutz vor Krebs)
- antioxidativ
- entzündungshemmend
- immunsystemsstärkend
- blutdruckregulierend
- verdauungsfördernd
- cholesterinsenkend
- blutzuckersenkend

Das sind viele Gründe, viel Gemüse, Hülsenfrüchte, Obst und Vollkorngetreide zu essen.

Die Lebensmittel

Ihr wisst jetzt, welche Nährstoffe wie zu bewerten sind. Nächster Schritt: Wir schauen uns an, in welchen Lebensmitteln wir sie finden – und welche Rolle sie bei Diabetes spielen.

Gemüse

Bei Gemüse darf es gern ein wenig mehr sein. Die im Gemüse enthaltenen Ballaststoffe machen satt und wir müssen uns auch keine Gedanken über zu viele Kohlenhydrate machen, denn die sind in der Regel in Gemüse eher Mangelware.

100 Gramm Gemüse haben im Schnitt 25 bis 30 kcal. Ein ganzes Kilogramm Gemüse hat also lediglich 250 bis 300 kcal. Und probiert mal, über den Tag verteilt ein ganzes Kilogramm Gemüse zu essen! Auch Tiefkühlgemüse ist legitim – wer keine Zeit zum Schnibbeln hat, ist damit sehr gut aufgehoben. Ein wenig Vorsicht ist bei den fertigen Gemüsepfannen aus dem Tiefkühlregal geboten, da hier häu-

Zuckergehalt ausgewählter Obstsorten (pro 100 g)

Obst	Zuckergehalt in g
Weintrauben	15
Mangos	13,7
Bananen	12,2
Äpfel	11,6
Pflaumen	9,9
Ananas	9,9
Birnen	9,8
Kiwis	9
Honigmelonen	8
Wassermelonen	6,2
Erdbeeren	4,9
Brombeeren	4,9
Himbeeren	4,4
Avocados	< 1

fig zu viel Salz enthalten ist. Egal ob roh, gedünstet, gebacken, gebraten, gegrillt: Gemüse geht immer. Verwendet statt Unmengen »guter Butter« Olivenöl. Dazu reichlich Kräuter und Gewürze. Sonderfall Kartoffeln: Hier solltet ihr ausschließlich festkochende verwenden, sie sind kohlenhydratärmer.

Obst

Bei Obst gilt die Faustregel: ein bis zwei Handvoll pro Tag, vorzugsweise zuckerarmes Obst wie Beeren. Bei süßeren Sorten wie Bananen, Ananas oder Granatapfelkernen nehmt lieber weniger und kombiniert sie mit einem fettreichen Joghurt. Das lässt dann den Blutzuckerspiegel nicht so stark ansteigen.

Klartext, Männer! Resistente Stärke

Schon mal gehört? Gekochte stärkehaltige Lebensmittel, die wieder abgekühlt und später, am besten am nächsten Tag, gegessen werden, bilden resistente Stärke aus. Für uns Männer mit Diabetes ist das ein Glücksfall, denn diese Stärke lässt den Blutzucker nur moderat ansteigen. Also: Kartoffeln, Vollkornnudeln oder -reis und andere stärkereiche Lebensmittel am Vortag kochen und über Nacht stehen lassen. Am nächsten Tag weiterverarbeiten zu Bratkartoffeln, Kartoffelsalat, Nudelsalat, einer Reispfanne etc.

Vollkornprodukte

Zu Vollkornprodukten ist schon einiges in diesem Buch gesagt worden, dennoch soll diese für uns so wichtige Lebensmittelgruppe hier nicht fehlen.

Das wohl wichtigste Lebensmittel in dieser Gruppe ist unser geliebtes Brot. Die Vollkornversion zeichnet sich dadurch aus, dass die Inhaltsstoffe des gesamten Korns im Mehl erhalten bleiben. Das sind Mineralstoffe, Eiweiß, Fett, B-Vitamine und Ballaststoffe. Auch in Vollkornnudeln wird Vollkernmehl verarbeitet. Anders als bei Vollkornmehl werden diese wertvollen Bestandteile bei weißem Mehl entfernt, sodass nur noch der reine Stärkeanteil übrigbleibt (Seite 27). Vollkorn ist bei Brot und Teigwaren also immer die bessere Wahl für uns. Auch bei Vollkornreis oder ungeschältem Reis bleibt das Korn erhalten, er hat so ebenfalls sehr viel mehr gute Inhaltsstoffe als weißer Reis.

Zucker, Zuckeraustauschstoffe

Bei Diabetes gilt Zucker als No-Go. Mir stellt sich die Frage, warum das so ist. Vermutlich weil wir viel zu viel davon essen, denn wie heißt es so schön? Ihr wisst es schon: Die Dosis macht das Gift.

Fortsetzung auf Seite 42

Wunderwaffe Hafer

Hafer hat auf den Blutzuckerspiegel eine so beeindruckende Wirkung, dass mehrtägige Haferkuren für Menschen mit Diabetes sogar medizinisch angewendet werden. Das verdankt er unter anderem einem besonderen Ballaststoff, dem Beta-Glucan.

Hafer ist für Menschen mit Diabetes ein wahres Supergetreide. Er enthält weniger Kohlenhydrate als die meisten anderen Getreide, dafür mehr Fett und Eiweiß und seine Kohlenhydrate sind fast ausschließlich komplexe Kohlenhydrate, die nur langsam abgebaut werden. Der Glykämische Index (Seite 30) von Hafer liegt bei lediglich 40.

Und er hat noch ein Ass im Ärmel: den besonderen Ballaststoff Beta-Glucan. Dieser Ballaststoff kommt in Hafer in besonders hohen Mengen vor. Nur Gerste kann mithalten. In Hafer liegt der Wunderstoff zudem in einer Form vor, die besonders wirksam ist. Beta-Glucan bildet mit der Flüssigkeit aus der Nahrung ein zähflüssiges Gel, das Nahrungsbestandteile und Nährstoffe einschließt. Es sorgt dafür, dass die gesamte Nährstoffaufnahme im Darm und der Nährstofftransport ins Blut verlangsamt werden, also auch die von Glukose. Der Blutzuckerspiegel steigt nur langsam. Vor Erfindung des künstlichen Insulins war die Hafertherapie in der Medizin eine allgemein anerkannte und angewandte Behandlungsmethode bei Diabetes. Mit der Insulinbehandlung geriet sie dann leider in Vergessenheit. Erst seit kurzem weiß man die Wirkung von Hafer bei Diabetes wieder zu schätzen. Ja, Männer, natürlich seid ihr keine Pferde. Aber was soll's? Hafer tut euch nicht nur gut, er schmeckt auch noch richtig lecker. Das Müsli oder der Porridge zum Frühstück sind Gold wert! Aber auch als Beilage, für Kekse etc. sind Haferflocken (Seite 40) toll. In meinen Rezepten (Seite 74) findet ihr ein paar Beispiele.

Meine persönliche Erfahrung

Mein erster Versuch mit Hafer war eher ein Reinfall, um nicht zu sagen ein Schock: Ich besaß bereits eine Getreidemühle, die ich bis heute viel und gerne nutze. Bei der Vorstellung des

Anbieters dieser Mühle auf der BIOFACH, der Welt-Leitmesse für Bio-Lebensmittel, wurde ein einfacher Haferbrei vorgestellt: eine Handvoll Hafer mit Haferdrink und ein paar Früchten mischen, fertig. Schmeckte einfach gut. Ich probierte das gleich zu Hause: 150 Gramm Hafer gemahlen und mit Kokosmilch zu einem Brei verrührt. Früchte dazu und fertig. Dann habe ich den ganzen Teller weggefuttert und war mir sicher, dass mein Blutzucker schön im Zielbereich bleibt. Lecker war es ja. Aber natürlich kam es, wie es kommen musste: Mein Blutzucker stieg innerhalb von zwei Stunden auf 270 mg/dl bzw. 13,5 mmol/l. Panik machte sich breit. Wie kann das sein? Ich hatte so viel über Hafer, Haferkuren und Beta-Glucan gelesen. Also hieß es mal wieder: Alles stehen und liegen lassen und rauf aufs Fahrrad. Nach einer Stunde zügigen Strampelns lag ich dann bei 90 mg/dl bzw. 4,5 mmol/l. Geht doch.

Mit meinem heutigen Wissen kann ich sagen, dass ich deutlich zu viel Hafer auf einmal gegessen hatte. 150 Gramm Hafer! Das war schon sportlich. Auch hier Learning by Doing. Nicht Verzicht, sondern Austesten ist angesagt. Pro Mahlzeit verwende ich heute 30 bis 50 Gramm Hafer. Dabei bleibt der Blutzucker schön im Zielbereich bis 180 mg bzw. 9 mmol/l.

Vollkornhaferflocken?

Mehl und Flocken von Hafer sind immer ein Vollkornprodukt, weil Hafer anders als andere Getreidesorten aufgebaut ist und beim Mahlen zu Mehl keine Randschichten entfernt werden können, in denen die besten Inhaltsstoffe stecken. Keimling, Samenschale und damit weitgehend alle Nährstoffe bleiben erhalten. Der Begriff »Vollkorn-Haferflocken« ist also Unsinn. Haferflocken unterscheiden sich nur darin, wie stark das Korn vor dem Quetschen zerkleinert wurde. Die kernigen Sorten sind im Ganzen verblieben. Die Inhaltstoffe sind aber in allen Flockenvarianten die gleichen.

Hier die gute Nachricht für euch: Gegen einen geringen Zuckerkonsum ist generell nichts einzuwenden, und auch bei Diabetes ist Zucker nicht völlig tabu. Die drei großen deutschen Fachgesellschaften, die Deutsche Gesellschaft für Ernährung (DGE), die Deutsche Diabetes Gesellschaft (DDG) und die Deutsche Adipositas Gesellschaft (DAG), empfehlen einen täglichen Gesamtkonsum von höchstens 50 Gramm für gesunde Menschen. Die WHO geht einen Schritt weiter und empfiehlt einen täglichen Maximalkonsum von 25 Gramm.

Diese 25 Gramm halte ich auch für Menschen mit Diabetes für vertretbar und lebe selbst gut damit. In meiner Küche betrachte ich Zucker als Gewürz. Ähnlich wie die Prise Salz beim Kuchen gebe ich eine Prise Zucker an herzhafte Gerichte. Marmeladenbrot gibt es bei mir auch, allerdings mit einer hauchdünnen Marmeladenschicht. Ich vermisse nichts!

Rohrzucker, Agavendicksaft, Honig etc. sind nicht besser oder schlechter als Haushaltszucker, nur deutlich teurer. Sie werden oft aber als gesünder gepriesen, weil sie noch eine geringe Menge an Mineralstoffen, Vitaminen und Enzymen enthalten. Sie bewirken aber in Sachen Blutzuckeranstieg dasselbe wie reiner Haushaltszucker.

Und Zuckeraustauschstoffe? Machen das Essen auch nicht besser. Der süße Geschmack überlagert eigentlich alles und lässt natürlichen Aromen kaum eine Chance, sich zu entfalten. Egal welche Süßspeise oder welcher Kuchen, es braucht nur sehr wenig Zucker, um raffinierte Gerichte zu zaubern. Im Rezeptteil (Seite 74) findet ihr ein paar Beispiele, die das beweisen.

Hülsenfrüchte

Erbsen, Kichererbsen, Bohnen, Linsen, Lupinen sind eiweißreich, haben komplexe Kohlenhydrate, Ballaststoffe und Mineralien. Sie lassen den Blutzucker moderat ansteigen und sind sehr empfehlenswert für die Ernährung von Menschen mit Diabetes. Es gibt heute schon Nudeln und auch Backwaren, in denen das normale Mehl ganz oder teilweise durch Mehl aus gemahlenen Hülsenfrüchten ersetzt ist. Im Rezeptteil findet ihr auch ein Beispiel dafür (Seite 123). Probiert solche Nudeln ruhig einmal aus, sie schmecken richtig lecker und lassen euren Blutzuckerspiegel nur wenig ansteigen.

Nüsse und Samen

Sie sind eine gesunde Ergänzung der Ernährung, da sie reich an ungesättigten Fettsäuren, Proteinen, Ballaststoffen, Vitaminen und Mineralstoffen sind. Der regelmäßige Verzehr von Nüssen kann das Risiko von Herz-Kreislauf-Erkrankungen verringern, den Cholesterinspiegel senken, die Gehirnfunktion verbessern und Entzündungen im Körper reduzieren. Da

Nüsse kalorienreich sind, sollte man sie in Maßen genießen (täglich höchstens 25 Gramm).

In einer Hinsicht muss ich euch aber enttäuschen: Es sind naturbelassene Nüsse gemeint. Die Packung gerösteter und gesalzener Erdnüsse, auf die ihr euch jetzt vielleicht schon gefreut habt und die vermutlich jeder von uns in Unmengen bei einem gemütlichen Fernsehabend auf der Couch schon vertilgt hat, sind nicht gerade gesund. Also Finger weg!

Milch und Milchprodukte

Milch, Quark, Skyr, Joghurt, Käse: Auch für uns Menschen mit Diabetes sind Milch und Milchprodukte gute Eiweißquellen. Ein 500-Gramm-Becher Magerquark enthält beispielsweise 60 Gramm Eiweiß, ist also perfekt geeignet, euren täglichen Eiweißbedarf zu decken.

Bei Joghurt sollte es immer Naturjoghurt ohne weitere Zusätze sein. Fruchtjoghurt hat leider sehr viel Zucker und die Fruchtzubereitung besteht auch nicht unbedingt aus viel Frucht. Macht euch euren Fruchtjoghurt in Zukunft einfach mit frischen Früchten selbst. Schmeckt sowieso viel besser und niemals künstlich.

An Käse komme ich persönlich nicht vorbei. Manche Sorten enthalten aber relativ viel Fett und sind damit recht kalorienreich, darauf solltet ihr ein Auge haben.

Fisch

Fisch sollte etwa einmal wöchentlich auf dem Speiseplan stehen. Viele Fischsorten sind reich an Omega-3-Fettsäuren, das trifft vor allem auf fette Meeresfischsorten zu wie Hering, Lachs, Makrelen, Sardinen und Sardellen. Natürlich ist Fisch eine sehr gute Eiweißquelle, enthält Jod und Vitamin D. Da die Fischbestände aber häufig überfischt sind, solltet ihr beim Kauf auf nachhaltigen Fang achten. Dafür steht das MSC-Siegel.

Fleisch

Weniger ist mehr. Gegen ein qualitativ hochwertiges Stück Fleisch ist überhaupt nichts einzuwenden. Gerade Eiweiß, B-Vitamine, Mikronährstoffe wie Eisen, Zink und Selen, die im Fleisch enthalten sind, sind sehr wertvoll für unsere Ernährung. Das bedeutet aber nicht, dass ihr euch täglich ein Steak gönnen sollt. Im Gegenteil: Fleisch sollte ein bis zwei Mal wöchentlich auf dem Speiseplan stehen, denn zu viel Fleisch hat auch Nachteile. Ein hoher Verzehr von rotem Fleisch gilt sogar als krebserregend.

Vorsicht bei Schweinefleisch, es ist ein starker Säurebildner, führt beim häufigen Konsum in Kombination mit einer überwiegend ungesunden Ernährung zu einer Übersäuerung des Körpers und begünstigt dadurch die Entstehung ernährungsbedingter Krankheiten wie Diabetes Typ 2.

Ich rate euch davon ab, abgepacktes und mariniertes Billigfleisch im Supermarkt zu kaufen. Das hat mit gesundem Fleischkonsum nichts zu tun. Achtet beim Kauf im Interesse des Tierwohls unbedingt auf eine artgerechte Haltung. Kauft euer Fleisch beim Metzger eures Vertrauens.

Eier

Natürlich lieben die meisten von uns Eier. Die Deutsche Gesellschaft für Ernährung empfiehlt, ein Ei pro Woche zu verzehren – das Warum erschließt sich mir nicht. Denn was lange galt, weiß man heute besser: Eier haben so gut wie keine Auswirkungen auf den Cholesterinspiegel.

Salz

Leider ist der tägliche Salzkonsum in Europa mit acht bis 19 Gramm deutlich zu hoch. Empfohlen wird von der Deutschen Gesellschaft für Ernährung ein täglicher Konsum von maximal fünf Gramm. Dies entspricht einem gestrichenen Teelöffel. Meine Empfehlung: Kocht frisch, salzt wenig. Würze könnt ihr auch mit Kräutern und Gewürzen erzeugen. Aber Vorsicht bei Gewürzmischungen, diese enthalten häufig Unmengen Salz und Zucker.

Alkoholfreie Getränke

Die Vielfalt an Getränken ist riesig. Bestens geeignet ist Wasser, egal ob mit oder ohne Sprudel. Leitungswasser hat in Deutschland Trinkwasserqualität und schont den Geldbeutel. Mit frisch gepresstem Zitronen- oder Limettensaft sorgt es für Geschmack, ohne den Blutzucker zu beeinflussen. Davon trinkt reichlich, mit oder ohne diesen Aromenzusatz. Mindestens anderthalb Liter pro Tag sollten es sein. Auch ungesüßte Tees und schwarzer Kaffee sind okay.

Von Süßgetränken wie Limonaden, Cola, Säften solltet ihr die Finger lassen. Sie haben immer zu viel Zucker. Das trifft auch auf Obstsäfte zu, selbst wenn sie nicht zusätzlich gesüßt sind. Auch frisch gepresste Obstsäfte sind wenig empfehlenswert, sie lassen den Blutzucker zu stark ansteigen. Viel besser ist es, die Orange zu schälen und so zu genießen. Dann enthält sie noch Ballaststoffe, die den Blutzucker nur moderat steigen lassen.

Alkohol

Die gute Nachricht: Ein Gläschen in Ehren ist auch bei Diabetes legitim. Wenn Alkohol, dann aber möglichst keine harten Sachen wie Schnäpse, Liköre, Cocktails oder aber süße Weine. Gut geeignet ist Wein mit einer sehr geringen Restsüße – mit anderen Worten: je trockener, desto besser. Zudem hat Alkohol die Eigenschaft, den Blutzucker sehr stark zu senken und, besonders bei insulinpflichtigen Menschen mit Diabetes, Unterzuckerungen auszulösen. Alkohol ist natürlich auch ein Zellgift. Also seid sparsam mit alkoholischen Getränken.

Aber ein Bierchen wird doch wohl erlaubt sein? Leider bringt es über den Malzzucker Kohlenhydrate mit. Wenn Ihr Bier trinken wollt, sind ein kohlenhydratreduziertes oder ein Light- bzw. Leichtbier die beste Wahl. Manche Sorten haben einen Kohlenhydratanteil von nur 0,75 Prozent, während herkömmliches Bier drei Prozent mitbringt. Ihr dürft aufatmen!

Alkoholfreies Bier dagegen enthält zwar so gut wie keinen Alkohol, dafür aber besonders viel Malzzucker und lässt den Blutzucker schnell in die Höhe steigen, ist also bei Diabetes weniger empfehlenswert.

Süßigkeiten

Die meisten Süßigkeiten sind – wie sollte es anders sein – einfach viel zu zuckerreich und damit tabu. Aber es gibt eine Ausnahme, und von der heißt es sogar, dass sie glücklich macht: Schokolade.
Je dunkler die Schokolade, desto besser. 70 bis 80 Prozent Kakaoanteil und mehr sind empfehlenswert. Ist der Kakaoanteil geringer, dann bitte nur stück- und nicht tafelweise essen. Mein Liebling ist die 100-prozentige Schokolade von Paccari – das ist Aroma pur.

Klartext, Männer! Was der Nutri-Score aussagt

Für mich war der Supermarkt eine Riesen-Herausforderung. Finde sich einer mit den Zutatenlisten zurecht! Dextrose, Reissirup, Karamellsirup, Rohrzucker, Fruktose, Laktose, Honig sind nur einige Namen für Zucker. Eine erste grobe Orientierung gibt der Nutri-Score, den Hersteller auf freiwilliger Basis auf die Packung drucken können. Lebensmittel der Kategorie A sind danach sehr zu empfehlen. Vorsicht geboten ist aber schon bei Kategorie B. Hier werden tägliche Verzehrmengen von 90 Gramm toleriert, weit über der von der WHO empfohlenen Menge von 25 Gramm. Produkte der Kategorien C, D und E, wie stark verarbeitete Lebensmittel mit sehr viel Salz, gesättigten Fettsäuren und Zucker, sollten nur ausnahmsweise konsumiert werden. Seit kurzem fließen auch Zuckerersatzstoffe in die Bewertung ein.
Nehmt die Lebensmittel genau unter die Lupe und vergleicht. In vielen scheinbar identischen Produkten ist unterschiedlich viel Zucker enthalten. Viel besser ist es, Produkte ohne zugesetzten Zucker zu verwenden.

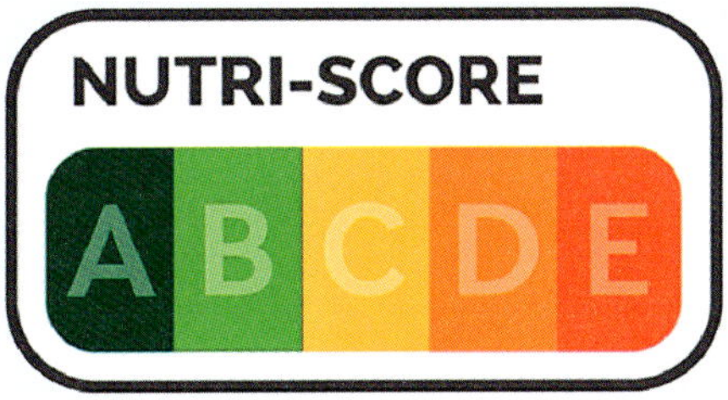

Praktische Umsetzung

Sind noch Fragen offen? Hier stelle ich euch verschiedene Ernährungsweisen vor, die für euch geeignet sind, und gebe euch Tipps und Tricks bei Übergewicht und Heißhunger an die Hand.

Wie ich mein Trainingsprogramm und meine Ernährungsumstellung begonnen habe, das habe ich euch schon am Anfang des Buches geschildert. Ich habe zu Beginn meiner Diabeteskarriere aber auch jede Menge Unsinn ausprobiert, um meinen Diabetes wieder loszuwerden. Das Internet ist eine wahre Fundgrube für nützliche, widersprüchliche und unbrauchbare Ratschläge, wie die Ernährung bei Diabetes aussehen soll. Das könnt ihr euch also sparen.

Das Unsinnigste war wohl der allmorgendliche Teelöffel Zimt. Das staubte richtig auf der Zunge, schmeckte ekelhaft und wurde von mir tapfer mit einem Glas Wasser heruntergespült. Nach vier Wochen kam ich dahinter, dass dieser Tipp den Blutzucker bei mir keineswegs senkt und keine Heilung verspricht. Das große Glas lauwarmes Wasser auf nüchternen Magen dagegen habe ich bis heute in meiner Morgenroutine beibehalten. Der Kreislauf kommt in Schwung und sorgt für gute Laune.

Fakt ist: Es gibt ihn nicht, den Königsweg für perfektes und absolut diabetesfreundliches Essen. Ich selbst bekam die beste Ernährungsberatung bis dahin Mitte Oktober 2018 am Telefon von einer damals 90-jährigen Frau, die mir eine Trennkost nach Dr. Hay empfahl. Nach dem einstündigen Telefonat rauchte mir dann gehörig der Kopf. Sie hatte mir das Buch »Original Haysche Trennkost« (Seite 139) ans Herz gelegt. Noch am selben Tag lud ich mir das Buch herunter. Dieses Buch habe ich förmlich verschlungen und arbeite auch heute noch sehr gerne damit. Es machte mich dann auch auf den Säure-Basen-Haushalt (Seite 52) des Körpers aufmerksam. Für mich ein ganz wichtiges Thema, denn vor der Diagnose und auch noch im Oktober 2018 hatte ich ständig Sodbrennen oder Refluxbeschwerden. Talcid und ich waren beste Freunde. Ich habe mir nie Gedanken darüber gemacht und Talcid gegessen wie Gummibärchen.

Welche Ernährungsformen passen zu uns?

Es ist schon fast ein Glaubenskrieg der Wissenschaft, ob Menschen mit Diabetes sich vollwertig, Low carb, Low fat, ketogen etc. ernähren sollten. Ich sagte es bereits: Es gibt ihn nicht, den Königsweg für die Ernährung bei Diabetes. Alle Ernährungsformen, die ich euch im Folgenden vorstelle, haben bei Diabetes mehr oder weniger ihre Berechtigung. Deshalb liegt es an euch, für welche ihr euch entscheiden möchtet. Geht einfach nach eurem Bauchgefühl: Was kommt euch entgegen, wo findet ihr eure Vorlieben am ehesten wieder?

Die Vollwerternährung

Der Begriff bezieht sich auf eine ausgewogene und vielfältige Ernährung, die alle notwendigen Nährstoffe in ausreichender Menge enthält, um den Körper gesund zu halten. Dies umfasst eine ausgewogene Aufnahme von Kohlenhydraten, Proteinen, Fetten, Vitaminen und Mineralstoffen durch eine Vielzahl von Lebensmitteln wie Obst, Gemüse, Vollkornprodukten, hochwertigem Eiweiß und gesunden Fetten.

Die mediterrane Ernährung

Diese Ernährungsweise orientiert sich an den ursprünglichen Essgewohnheiten in den Mittelmeerländern. Sie ist reich an Obst, Gemüse, Olivenöl, Fisch, Nüssen, Hülsenfrüchten und Vollkornprodukten. Sie zeichnet sich durch einen moderaten Verzehr von Fleisch und Milchprodukten aus. Die mediterrane Ernährung ist bekannt für ihre gesundheitlichen Vorteile wie die Senkung des Risikos für Herz-Kreislauf-Erkrankungen, Schlaganfälle und bestimmte Krebsarten. Sie betont auch die Bedeutung von gesunden Fetten, Ballaststoffen und Antioxidantien für eine ausgewogene Ernährung.

Die nordische Ernährung

Sie funktioniert ähnlich wie die mediterrane Ernährung. Anstelle typischer Lebensmittel der Mittelmeerregion, wie beispielsweise Olivenöl und Tomaten, setzt die nordische Ernährung auf Rapsöl, regionales Gemüse wie Rote Bete, auf Roggen, Gerste, Hafer, mageres Wildfleisch, fettreichen Meeresfisch wie Lachs oder Kabeljau und natürlich regionales Obst wie Beeren.

Die Low-Carb-Ernährung

Hier wird der Verzehr von Kohlenhydraten reduziert, während der Anteil der Proteine und gesunden Fette erhöht wird. Durch die Begrenzung von Kohlenhydraten (meist 50 bis 100 Gramm Kohlenhydrate pro Tag) wird der Blutzuckerspiegel stabilisiert und die Fettverbrennung gefördert. Zu den empfohlenen Lebensmitteln gehören Gemüse, Obst in Maßen, hochwertiges Eiweiß und gesunde Fette.

Die ketogene Ernährung

Sie ist eine extrem kohlenhydratarme, fettreiche Ernährungsform, die darauf abzielt, den Körper in einen Zustand der Ketose zu versetzen. In diesem Zustand verbrennt der Körper Fett für die Energiegewinnung anstelle von Kohlenhydraten. Durch die stark reduzierte Aufnahme von Kohlenhydraten und den hohen Verzehr von gesunden Fetten wird die Produktion von Ketonen im Körper angeregt, die als alternative Energiequelle dienen. Die ketogene Ernährung wird oft zur Gewichtsabnahme, zur Verbesserung der Insulinsensitivität und zur Unterstützung bei neurologischen Erkrankungen wie Epilepsie verwendet. Diese Ernährungsform sollte ärztlich begleitet werden.

Die Low-Fat-Ernährung

Bei dieser Ernährungsweise wird der Verzehr von Fetten, insbesondere der von gesättigten Fetten, reduziert. Das Ziel einer Low-Fat-Ernährung ist es, den Gesamtfettgehalt in der Nahrung zu verringern, um Kalorien zu sparen und das Risiko von Herz-Kreislauf-Erkrankungen und Adipositas zu senken. Die Ernährungsform legt den Fokus auf den Verzehr von mageren Eiweiß- und Vollkornprodukten, Obst und Gemüse. Es ist wichtig, gesunde Fette wie ungesättigte Fettsäuren aus Nüssen, Samen und pflanzlichen Ölen in Maßen zu konsumieren, da Fette essentielle Nährstoffe für den Körper sind. Allerdings sollte der geringe Fettgehalt nicht durch mehr Kohlenhydrate ausgeglichen werden!

Die Trennkost

Diese Ernährungsmethode basiert auf der Idee, bestimmte Lebensmittelkombinationen nicht gleichzeitig aufzunehmen, um die Verdauung zu optimieren. Bei der Trennkost werden Kohlenhydrate und Eiweiße getrennt voneinander verzehrt, da sie unterschiedliche Verdauungszeiten und pH-Werte im Magen haben. Durch die Trennung von Kohlenhydraten und Eiweißen sollen Verdauungsbeschwerden reduziert, Nährstoffe besser aufgenommen und der Stoffwechsel angeregt werden. Anhänger der Trennkost empfehlen, Obst getrennt von anderen Lebensmittelgruppen zu essen und bestimmte Kombinationen wie Fleisch und Kartoffeln zu vermeiden. Es gibt jedoch kontroverse Meinungen über die Wirksamkeit und wissenschaftliche Grundlage dieser Ernährungsmethode.

Das Intervallfasten

Diese Kurzzeit-Fastenform kann für Menschen mit Diabetes Typ 2 vorteilhaft sein, da sie dazu beitragen kann, den Blutzuckerspiegel zu senken, die Insulinsensitivität zu verbessern und das Körpergewicht zu kontrollieren. Dabei wird zwischen Phasen des Essens und des Fastens abgewechselt. Beliebte Methoden sind das 16/8-Fasten, bei dem täglich 16 Stunden gefastet und in einem achtstündigen Zeitfenster gegessen wird, oder das intermittierende Fasten an bestimmten Tagen in der Woche. Bevor Menschen mit Diabetes Typ 2 mit dem Intervallfasten beginnen, ist es wichtig, dies ärztlich oder von Ernährungsfachleuten abklären zu lassen, da die Einnahme von Medikamenten und Insulin angepasst werden muss. Eine regelmäßige Überwachung des Blutzuckerspiegels während des Intervallfastens ist entscheidend, um potenzielle Risiken zu minimieren und die Ernährung optimal zu gestalten.

Wie schafft ihr es, abzunehmen?

Viele Menschen mit Diabetes Typ 2 haben Übergewicht. Übergewicht ist ein Teil des Problems, entsprechend ist die Gewichtsreduktion ein wichtiger Teil der Therapie von Diabetes.

»FDH« oder »Friss die Hälfte« ist nicht wirklich zielführend, denn Hunger macht bekanntlich böse – und ist auch nicht auf Dauer durchzuhalten. Da muss es doch noch etwas anderes geben, um das Gewicht dauerhaft zu reduzieren. Aber egal welche Ernährungsform ihr wählt, ohne ein Kaloriendefizit läuft da gar nichts. Einfach ausgedrückt: Der Körper muss mehr Energie verbrauchen, als er über die Nahrung aufnimmt.

Dazu muss man wissen, welchen Gesamtbedarf an Energie (Nahrung) der Körper täglich hat. Dieser Gesamtumsatz oder -bedarf setzt sich aus dem Grundumsatz und dem Leistungsumsatz zusammen. Der Grundumsatz ist der Energieumsatz, den der Körper in völliger Ruhe zur Aufrechterhaltung der lebenswichtigen Funktionen benötigt (Atmung, Herz-Kreislauf-System, Nervensystem). Hinzu kommt der Leistungsumsatz. Wie der Name schon sagt, benötigt der Körper bei Leistungserbringung wie Gehen, Stehen, Arbeit, Sport die entsprechende Energie. Sogar für sexuelle Aktivitäten wird Energie benötigt.

Grundumsatz und Leistungsumsatz ermitteln

Wie schon erwähnt, ist Fettgewebe nicht stoffwechselaktiv und wird in die Berechnung des Energiebedarfs nicht einbezogen.

Ermittlung des Grundumsatzes: Mit einem kleinen Trick berechnen wir das Normalgewicht, indem wir von der Körpergröße in Zentimetern 100 abziehen. Diesen Trick habe ich schon zur Berechnung des tatsächlichen Eiweißbedarfs vorgestellt (Seite 29). Rein rechnerisch ist das das

Normalgewicht. Bei einer Größe von 190 Zentimetern minus 100 liegt das Normalgewicht also bei 90 Kilo. Den Unterschied zwischen Frauen und Männern (denn wie auch sonst im Leben ticken Frauen hier anders als Männer), müssen wir in diesem Buch nicht berücksichtigen.

Für die Berechnung des Grundumsatzes wurden verschiedene Formeln entwickelt. Eine vereinfachte alltagstaugliche Formel zur Ermittlung beim Mann lautet wie folgt:

Körpergewicht in Kilogramm × 24 Stunden

Der Grundumsatz eines 90 Kilo wiegenden normalgewichtigen Mannes beträgt danach
90 kg × 24 Stunden = 2160 kcal

PAL-Faktor

PAL-Faktor	Tätigkeit
1,2	ausschließlich sitzende oder liegende Tätigkeiten
1,4 bis 1,5	ausschließlich sitzende Tätigkeit mit wenig oder keiner körperlichen Anstrengung
1,6 bis 1,7	sitzende Tätigkeit, teilweise gehende oder stehende Tätigkeit
1,8 bis 1,9	überwiegend gehend oder stehende Tätigkeit
2,0 bis 2,4	schwere körperliche Arbeit
+ 0,3	Sport je 30 bis 60 Minuten täglich

Ermittlung des Leistungsumsatzes:
Hier gibt es eine Einteilung nach verschiedenen Tätigkeiten. Der PAL-Faktor (PAL = Physical Activity Level) drückt den täglichen Aktivitätslevel einer Person als Zahl aus.

Als Beispiel berechnen wir einmal den Leistungsumsatz für einen 90 Kilo schweren Mann, der als Büroangestellter arbeitet und nach Feierabend täglich 30 Minuten zügig walkt:

PAL-Faktor 1,7 + 0,3 Zuschlag für 30 Minuten Sport = 2,0

2,0 × Grundumsatz (90 kg × 24 Stunden) = 4320 kcal täglicher Gesamtbedarf

Mithilfe der Berechnung von Grundumsatz und Leistungsumsatz lässt sich also euer täglicher Kalorienbedarf ermitteln. Der nächste Schritt ist, weniger Kalorien zuzuführen, als nach dieser Berechnung nötig wären. Nur so kann der Körper seine Reserven mobilisieren und ihr verliert Gewicht.

Was ist das Geheimnis meines jetzigen Erfolges?

Ich habe es geschafft, vom Tag der Diagnose am 5. Oktober 2018 bis zum 28. November 2018 schon 15,5 Kilo abzunehmen und – was noch viel wichtiger ist – dieses Gewicht auch zu halten. Das erste Mal nach vielen Jahren war mein Gewicht un-

Mein Tipp: Erste Hilfe bei Heißhunger

Weißmehl und viel Zucker (Zuckeraustauschstoffe machen es nicht besser) sind Garanten für einen extremen Anstieg des Blutzuckerspiegels, der dann auch sehr schnell wieder sinkt und für Heißhungerattacken sorgt. Wer kennt dieses Problem nicht? Spätestens nach zwei oder drei solcher Attacken heißt es: »Der Geist war willig, aber das Fleisch war schwach.«
Ihr werdet sehen: Die jetzt verwendeten Lebensmittel wie Vollkornprodukte oder Gemüse haben sehr viele Ballaststoffe, die euch lange satt halten. Euer Heißhunger wird abflauen und irgendwann ganz verschwinden.

Bis es so weit ist, gebe ich euch folgende Tipps:

- Trinkt ein großes Glas Wasser (füllt den Magen),
- geht eine große Runde walken,
- lasst euch beim Essen Zeit (das Sättigungsgefühl tritt nach frühestens 15 Minuten ein).
- Sollte das noch nicht reichen, sind Bitterstoffe sehr wirksam. Man kann sie teuer in der Apotheke kaufen – oder Schokolade essen. Eine Schokolade mit 99 oder 100 Prozent Kakaoanteil ist deutlich preiswerter und hat den gleichen Effekt. Glaubt mir, das Verlangen nach Süßem ist sofort verflogen.

ter hundert Kilo. Dieses Gefühl war unbeschreiblich. Im Laufe der Zeit habe ich mein Gewicht noch weiter reduzieren können und habe heute Normalgewicht.

Wie ist es mir gelungen, mein Gewicht zu halten?

- Mit einer Stunde Sport täglich, damit erhöhte sich mein Gesamtbedarf um ca. 700 kcal.
- Mit einer konsequenten Ernährungsumstellung mit Verzicht auf Weißmehl und einer konsequenten Zuckerreduktion auf maximal 25 g pro Tag.
- Mit einem Input von mindestens 500 Gramm Gemüse und Vollkornprodukten täglich.
- Mit einem Verbrauch von ca. 2.000 kcal täglich hatte ich ein Defizit von 2.000 kcal

Wie ihr schon wisst, machen Gemüse und Vollkornprodukte durch die enthaltenen Ballaststoffe lange satt. Das mache ich mir zunutze. Ich esse auch heute noch gerne zwischendurch rohes Gemüse und bin die Gemüsefräse an jedem Buffet.

Der Säure-Basen-Haushalt

Der Säure-Basen-Haushalt des Körpers spielt eine entscheidende Rolle für die Aufrechterhaltung des gesunden physiologischen Zustands. Mein Tipp: zu Beginn der Ernährungsumstellung basisch essen.

Das komplexe Gleichgewicht zwischen sauren und basischen Komponenten ist von essenzieller Bedeutung für zahlreiche biologische Prozesse. Ein ausgewogener pH-Wert im Körper ist entscheidend für die optimale Funktion von Enzymen, Stoffwechselprozessen und Zellen. Liegt der pH-Wert außerhalb des normalen Bereichs, kann dies zu schwerwiegenden gesundheitlichen Problemen wie Azidose oder Alkalose führen.

Der Körper verfügt über verschiedene Mechanismen zur Regulation des Säure-Basen-Haushalts. Zu den wichtigsten zählen die Puffersysteme, die Nierenfunktion und die Atemregulation. Puffersysteme wie das Bikarbonatsystem und Proteinpuffer spielen eine entscheidende Rolle bei der schnellen Neutralisation von sauren oder basischen Substanzen im Blut.

Die Übersäuerung des Körpers und Refluxbeschwerden, insbesondere gastroösophagealer Reflux (GERD), stehen in einem engen Zusammenhang, da eine chronische Übersäuerung des Magens zu einer Verschlechterung von Refluxsymptomen führen kann.

Eine erhöhte Magensäureproduktion und ein saures Milieu im Magen können die Symptome des gastroösophagealen Refluxes verschlimmern. Durch den Rückfluss von Magensäure in die Speiseröhre kann es zu Sodbrennen, saurem Aufstoßen, Husten, Heiserkeit und anderen Beschwerden kommen. Eine bereits gereizte Speiseröhre wird durch die zusätzliche Säure verstärkt gereizt, was die Refluxsymptome verschlimmern kann.

Basische Ernährung zu Beginn

Ich empfehle euch, euch zu Beginn der Ernährungsumstellung ein bis zwei Wochen nach der basischen Ernährungsweise zu richten. Dabei wird auf alle sauer verstoffwechselten Lebensmittel verzichtet, um die beim Diabetes häufig vorhandene Übersäuerung wirksam zu beseitigen. Ich selber habe mich erfolgreich daran gehalten.

Zu den sauer verstoffwechselten Lebensmitteln gehören Kaffee, schwarzer Tee und auch gemahlenes Getreide, ob Vollkorn oder nicht. Ausnahme hier ist gekeimtes Getreide, das auch zum Backen von Brot geeignet ist. Dieses Brot wird basisch verstoffwechselt. Im Anhang nenne ich euch eine Adresse, wo ihr solche Brote bestellen könnt (Seite 139). Auch Fleisch, Milchprodukte und Zucker – man glaubt es kaum – sind tabu, da diese Produkte Säurebildner vom Feinsten sind.

Was könnt ihr essen und trinken?

Gemüse, Obst, Nüsse, Sprossen sind eine hervorragende Wahl. Genau diese Ernährungsweise führte dazu, dass sich nach drei Tagen mein Sodbrennen in Luft auflöste.

Kräutertees oder auch stilles Wasser sind als Getränke wärmstens zu empfehlen.

Beispielhafter Ernährungsplan

	Frühstück	Snack	Mittag	Snack	Abendessen
Montag	Keimbrot mit pürierten Früchten	frisches Gemüse	Gemüsesuppe	Banane	Oliven in Tomatensauce (S. 107)
Dienstag	Apfel, Nussmix	frisches Gemüse	Pellkartoffeln (S. 103), Gurkensalat	Kokosjoghurt mit Früchten	Fenchel-Orangen-Salat (S. 121)
Mittwoch	Keimbrot mit pürierten Früchten	frisches Gemüse	Basischer Kartoffelsalat (S. 98)	Nussmix	Ofengemüse (S. 124) auf Keimbrot
Donnerstag	Keimbrot mit Banane	frisches Gemüse	Großer Salatteller mit Sonnenblumenkernen	frisches Obst, Nussmix	Gemüsecurry (S. 118) (ohne Bratwurst)
Freitag	Frische Beeren, Nussmix	frisches Gemüse	Tomatensuppe del Papa (S. 95)	frisches Obst	Keimbrot mit gegrillter Paprika
Samstag	Obstsalat mit Nüssen	frisches Gemüse	Champignon-Zwiebel-Pfanne (S. 102)	Nussmix	Süßkartoffeln mit Guacamole (S. 87)
Sonntag	Keimbrot mit Guacamole (S. 87)	frisches Obst	Ofengemüse (S. 124)	Banane	Ofenkartoffeln mit Erbsenhummus (S. 89)

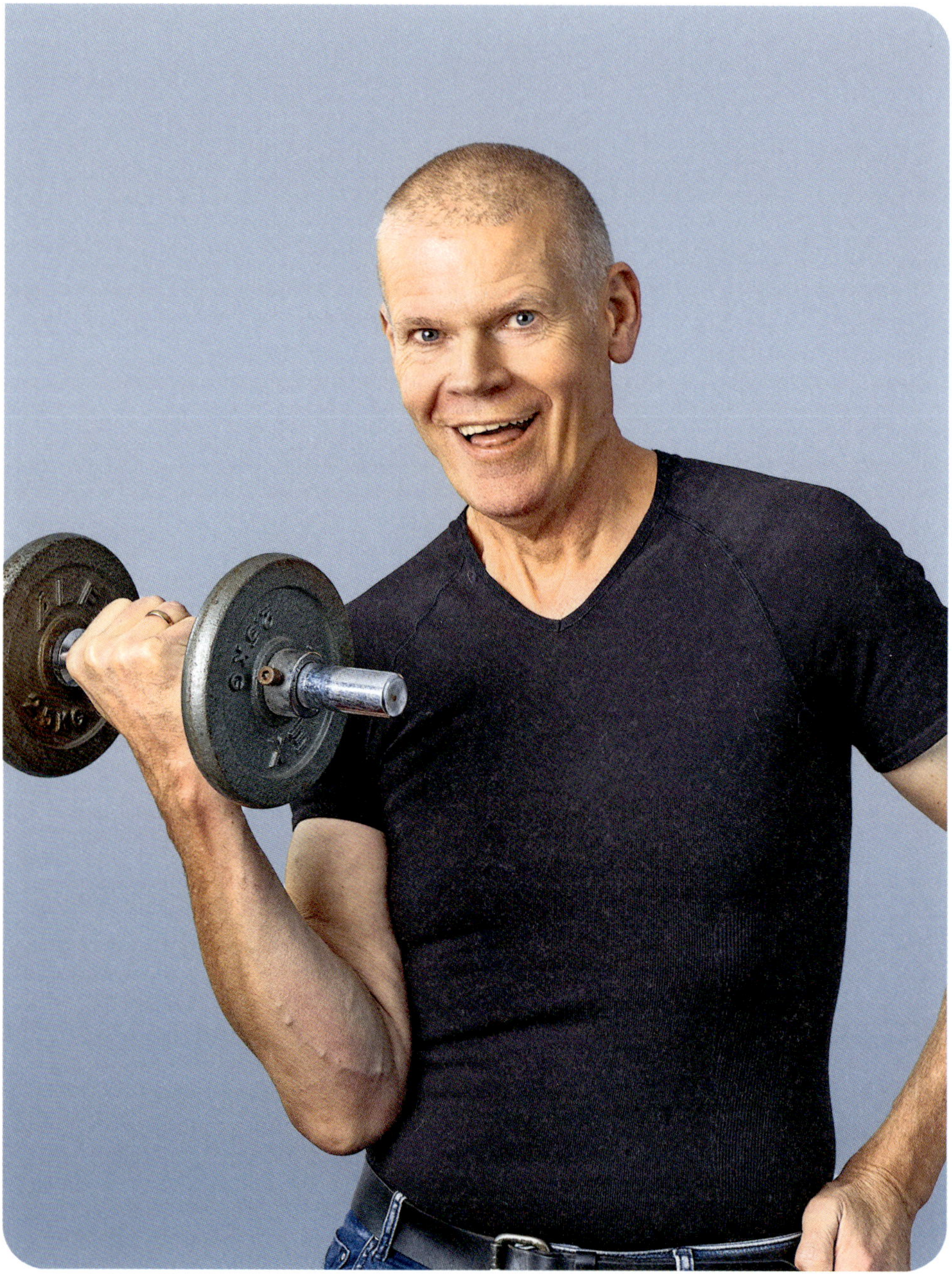

Sport und Spaß

Welcher Sport, welches Bewegungsprogramm ist nun empfehlenswert? Auch hier gibt es nicht den Königsweg. Also heißt es ausprobieren.

Training

Bevor ihr wild drauflostrainiert, rate ich euch, einen medizinischen Check-up machen zu lassen. Dann kann es losgehen.

Wenn euch der Arzt also grünes Licht gegeben hat und ihr wisst, mit welchem Blutzuckerspiegel ihr euer Training starten sollt, ist es sehr sinnvoll, sich ein gewisses theoretisches Grundwissen anzueignen.

Tipps für Snacks vor und nach dem Sport

- Skyr (natur) mit frischen Früchten und 30 g Haferflocken
- Haferkekse (Seite 84)
- Vollkornknäckebrot mit Fruchtaufstrich
- Antipastiteller (verschiedene Oliven, Peperoni)
- Riegel ohne Zuckerzusatz

Ein moderates Cardiotraining im Wechsel mit einem Krafttraining ist bei mir der Schlüssel zum Erfolg.

Möglicherweise muss die Dosierung der Diabetesmedikamente angepasst werden. Es gibt es neben Insulin noch einige andere Medikamente, die nach dem Sport zu Hypoglykämien und eventuell lebensbedrohlichen Situationen führen können. Ein kleiner Snack vor dem Training kann hier hilfreich sein.

Krafttraining

Für mich war und ist das Buch von Prof. Dr. Ingo Froböse »Das Muskelworkout« (Seite 139) ein Standardwerk. Es hat mir bei meinen ersten Schritten mit dem Krafttraining sehr geholfen.

Egal ob ihr im Fitnessstudio an Maschinen oder mit Hanteln trainiert oder zu Hause euer Körpergewicht effektiv einsetzt: Jede Form des Krafttrainings dient dazu, Muskelmasse aufzubauen oder zu erhalten und verbrennt nicht nur beim Training Blutzucker.

Effektives Krafttraining ohne Verletzungen

Aufwärmen: Vor jedem Training sollte eine Aufwärmphase, kombiniert mit Dehnübungen, stehen. Das gilt sowohl für das Cardio- als auch das Ausdauertraining. Es ist nicht wirklich lustig und ziemlich schmerzhaft, wenn ihr sofort loslegt und euch irgendwelche Muskelzerrungen einfangt.

Langsam steigern: In der Ruhe liegt die Kraft. Wer zu schnell zu viel will, wird scheitern und ganz schnell wieder in alte Muster zurückfallen.

Ganzheitlich trainieren: Beginnt euer Krafttraining mit einem Ganzkörpertraining, als da wären die Brust- und Rückenmuskulatur, Bizeps und Trizeps, die Bein- und Pomuskulatur. Keinesfalls sollte die Bauchmuskulatur vergessen werden.

Ruhetage einlegen: Zwischen den Trainingseinheiten sollte immer ein Ruhetag eingelegt werden. Muskeln brauchen eine Regenerationszeit, wenn sie wachsen sollen.

Langsam steigern

Nach der Aufwärmphase geht es dann endlich los und wir starten mit dem Training. Auch hier gilt es für ein effektives Workout ein paar Dinge zu beachten: Fangt mit leichten Gewichten an. Ich habe an fast allen Maschinen mit 15 bis 30 Kilo begonnen. Bei den letzten drei bis vier Wiederholungen in einem Satz dürfen die Muskeln brennen. Dann ist das Gewicht genau richtig und die Muskeln werden wachsen.

Natürlich geht das nicht von heute auf morgen. Wie heißt es so schön? Steter Tropfen höhlt den Stein. Mit dem Krafttraining ist es ganz ähnlich. Wichtig ist ein regelmäßiges Training. Ihr solltet mit drei Sätzen à zehn bis 15 Wiederholungen an jedem Gerät beginnen. Macht zwischen den Sätzen nicht zu lange Pause. Hier sind eine bis anderthalb Minuten Pause empfehlenswert, da das Training sonst wenig effektiv ist. Es ist eine Unart, wenn einige Sportfreunde Geräte blockieren und minutenlang an ihren Handys spielen.

Ganz ähnlich läuft es beim Training mit dem eigenen Körpergewicht. Der gute alte Liegestütz (Seite 60) ist sehr effektiv und kann natürlich auch als schräger Liegestütz ausgeführt werden, wenn der andere zu schwierig ist. Kniebeugen (Seite 62) trainieren die Bein- und Gesäßmuskulatur. Der lange Rückenstrecker wird mit Rumpfheben (Seite 64) aus der Bauchlage angesprochen und für die Bauchmuskulatur empfiehlt sich der allseits bekannte Sit-up (Seite 65). Auch hier sollten jeweils drei Sätze à zehn bis 15 Wiederholungen absolviert werden.

Ausdauertraining

An den Tagen ohne Krafttraining empfiehlt sich ein Cardiotraining. Auch dabei sollten ein paar Dinge beachtet werden. Zunächst einmal auch hier der ärztliche Check, um irgendwelche Herz-Kreislauf-Erkrankungen auszuschließen. Trainiert zu Beginn mit einer moderaten Herzfrequenz von 120 Schlägen pro Minute. Auch hier gilt: Weniger ist mehr. Es bringt überhaupt nichts, wenn ihr auf dem Cardiogerät kollabiert und mit irgendwelchen Verletzungen ausfallt.

Natürlich gibt es nicht nur das Fitnessstudio. Fahrrad fahren, Nordic Walking, Joggen oder einfach nur Walken, vorzugsweise nach dem Essen, sind ebenfalls zu empfehlen.

Klartext, Männer! Optimale Herzfrequenz beim Training

Auch wenn ihr gut in Schuss seid, ist die empfohlene maximale Herzfrequenz altersabhängig. Als Faustregel gilt:
220 – Lebensalter in Jahren.
In meinem Fall ist das beispielsweise 220 – 61 = 159 Schläge pro Minute.

Sport macht glücklich!

Bei körperlichen Aktivitäten werden die »Glückshormone« Dopamin, Serotonin sowie Endorphine ausgeschüttet. Bereits 20 Minuten lockeren Laufens reichen aus, den Dopaminspiegel ansteigen zu lassen. Bei intensiven Trainingseinheiten beginnt das Gehirn bereits nach wenigen Minuten mit der Ausschüttung von Dopamin. Nach dem Training sinkt der Dopaminspiegel langsam wieder ab. Dafür erhöht sich der Serotoninspiegel, der für ein Gefühl innerer Zufriedenheit und ein Glücksempfinden sorgt. Der angenehme Nebeneffekt: Regelmäßige Sporteinheiten sorgen für eine Senkung des Stresshormons Cortisol. Wir werden also körperlich und mental resistenter gegen Stress. Probiert es aus und ihr werdet merken, dass Sport glücklich macht!

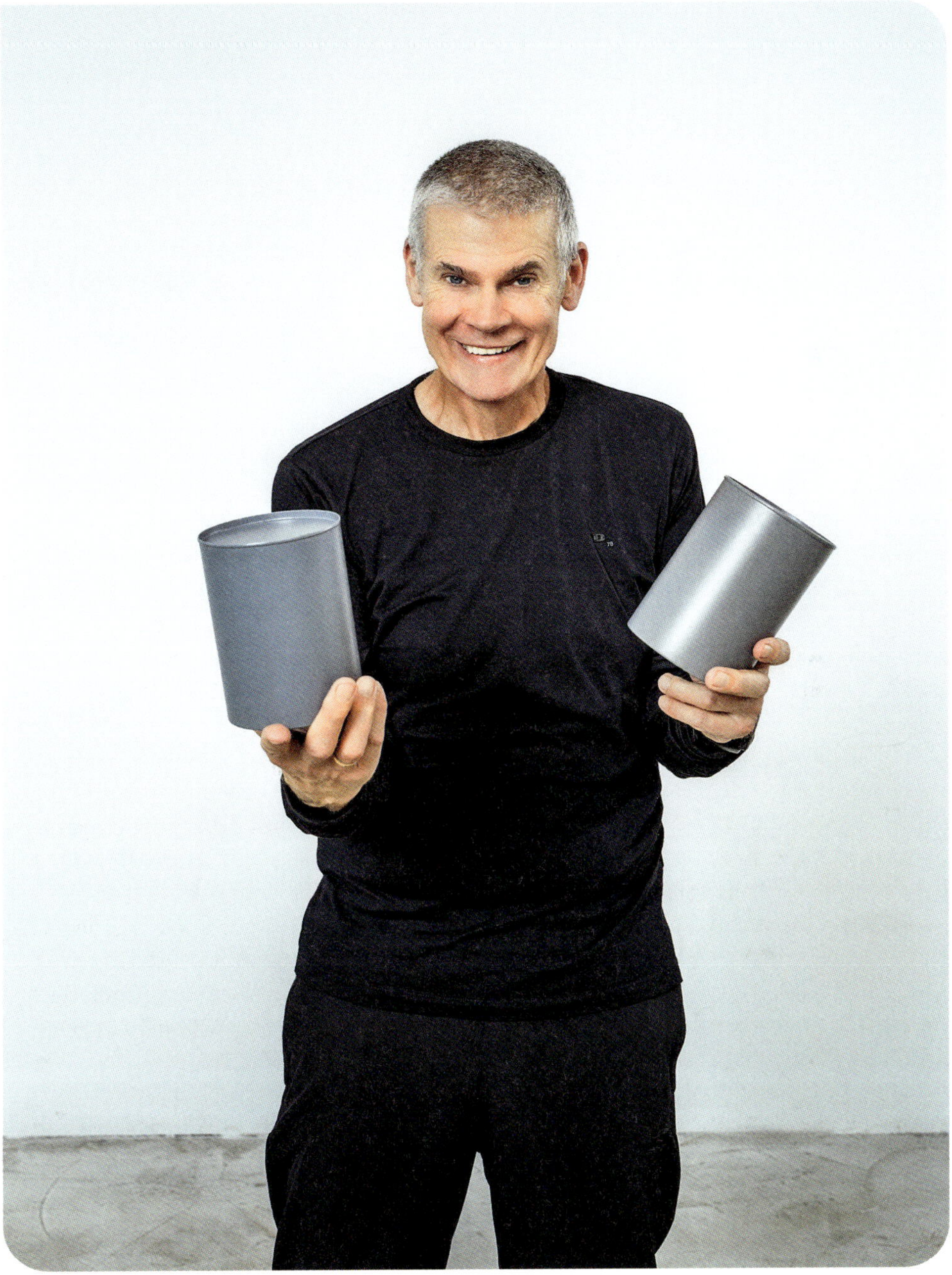

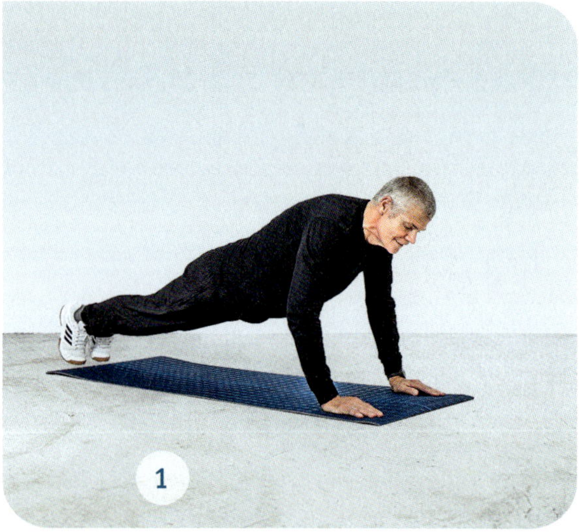

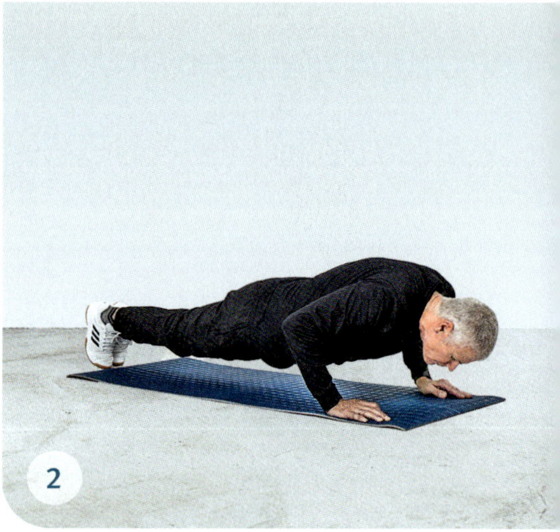

Liegestütz

- Ausgangsposition: Knie dich auf den Boden und stütze dich nach vorne mit den Armen auf. Strecke dann beide Beine aus und stelle dich auf deine Zehenspitzen. Strecke beide Arme aus. Die Hände sollen sich etwa unterhalb deiner Schultern befinden. Spanne deine Körpermitte an, sodass Kopf, Oberkörper und Beine eine gerade Linie bilden. Strecke weder deinen Po zu weit raus noch lasse das Becken durchhängen. ❶

- Schritt 1: Senke deinen Oberkörper langsam und kontrolliert ab, indem du deine Arme beugst. Beuge dich so weit herunter, dass sich deine Brust knapp oberhalb des Bodens befindet. ❷

- Schritt 2: Halte die Position einen kurzen Moment und strecke deine Arme wieder durch. Dein Körper bleibt gespannt.

- Einfachere Variante: der schräge Liegestütz. Suche dir dafür eine höhere Ausgangsposition für die Hände. Die Höhe kannst du mit steigendem Trainingserfolg reduzieren.

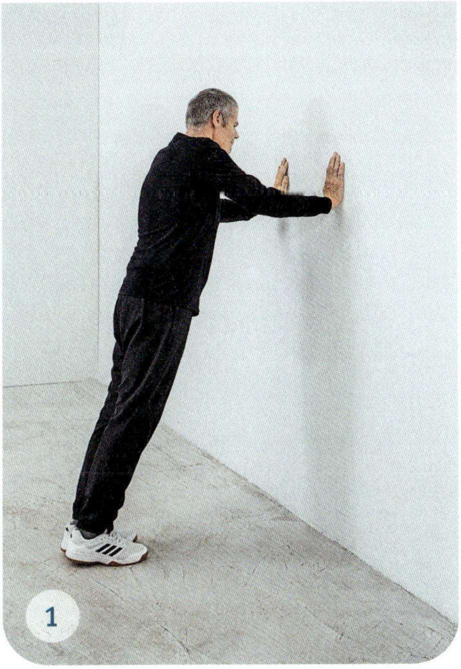

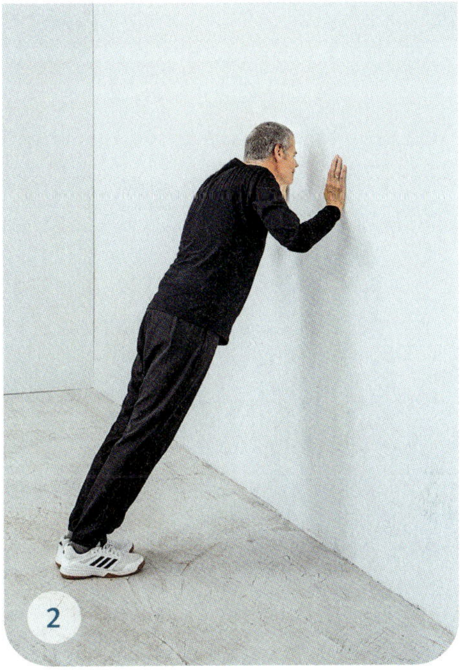

Wandliegestütz

- Ausgangsposition: Stelle dich mit dem Gesicht zur Wand etwa einen Meter von der Wand entfernt auf. Lege deine Handflächen etwa auf Schulterhöhe an die Wand. Der Handabstand ist etwa zwei Handbreit breiter als schulterbreit. ❶

- Schritt 1: Beuge dich langsam Richtung Wand, bis du mit der Nase kurz vor der Wand bist. Der Körper bildet dabei eine gerade Linie. ❷

- Schritt 2: Drücke dich ohne Schwung zurück und nutze die Kraft deiner Brustmuskulatur. Strecke deine Arme oben nicht ganz durch, damit du die Spannung in der Brust immer beibehältst.

- Schwerere Variante: Stelle dich in der gleichen Position vor die Wand, aber setzte die Hände näher zusammen, etwa schulterbreit. Führe die Übung wie oben beschrieben aus. Noch schwerer wird es, wenn du dich nur mit einer Hand abstützt und jedes Mal wechselst.

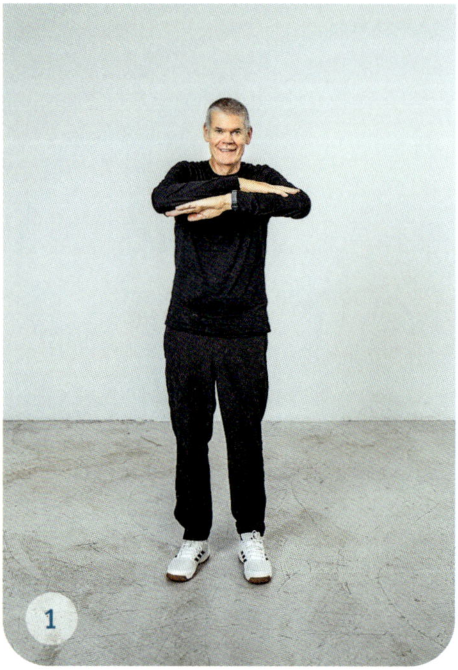

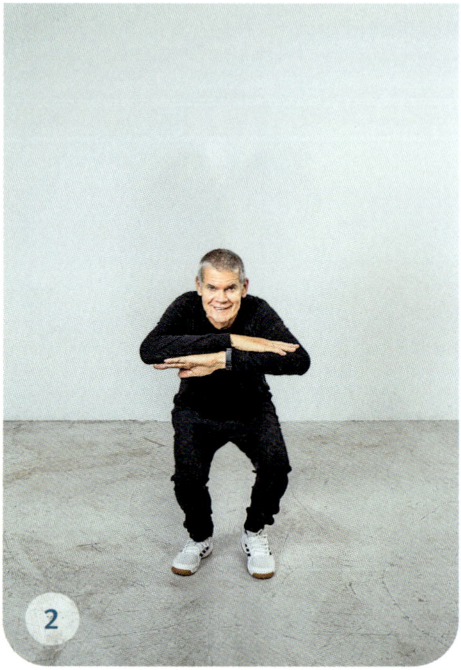

Kniebeugen

- Ausgangsposition: Stelle dich so auf, dass deine Füße schulterbreit auseinander sind. Winkle deine Arme an und lege die Unterarme übereinander. ❶

- Schritt 1: Senke deinen Po ab, indem du deine Knie beugst. Beuge dich dabei nicht vor, sondern führe die Bewegung so aus, als ob du dich auf einen Stuhl setzen wolltest. Dein Po bewegt sich also ein wenig nach hinten. Deine Schultern sollten in der gleichen Position verbleiben, sodass dein unterer Rücken ein leichtes Hohlkreuz bildet. Beende die Abwärtsbewegung dann, wenn sich deine Oberschenkel parallel zum Boden befinden. ❷

- Schritt 2: Stehe nun wieder auf, indem du langsam deine Knie streckst und deinen Oberkörper aufrichtest. Drücke die Knie nicht ganz durch.

- Schwerere Variante: Nimm Gewichte in die Hände oder hebe Langhanteln. Achte dabei besonders darauf, den Rücken nicht zu beugen, sondern im leichten Hohlkreuz zu bleiben.

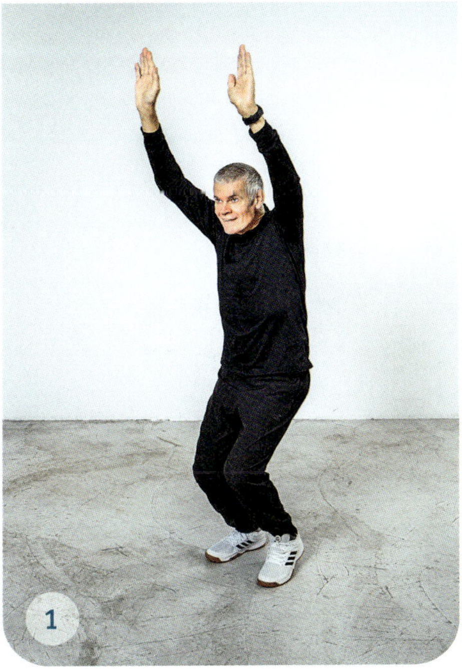

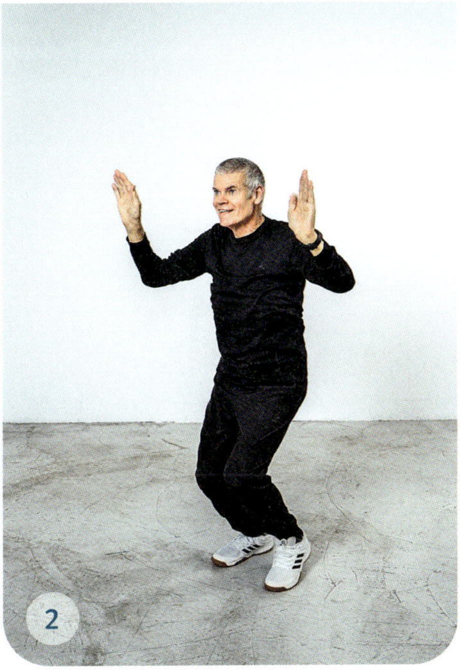

Latzug in der Kniebeuge

● Ausgangsposition: Stell dich in die Kniebeuge und strecke deine Arme gerade nach vorne über den Kopf. Verlagere deinen Oberkörper dabei etwa 45 Grad nach vorne. ❶

● Schritt 1: Senke die Arme, so weit es geht, langsam nach hinten und unten, als wolltest du die Ellenbogen hinter dem Rücken zusammenführen. Ziehe die Schulterblätter dabei aktiv zusammen. ❷

● Schritt 2: Strecke die Arme anschließend wieder nach oben vorne aus.

● Schwerere Variante: Nimm Gewichte in die Hände, beginne mit Ein-Kilo-Hanteln oder Ein-Liter-Wasserflaschen. Steigere die Gewichte je nach Trainingszustand.

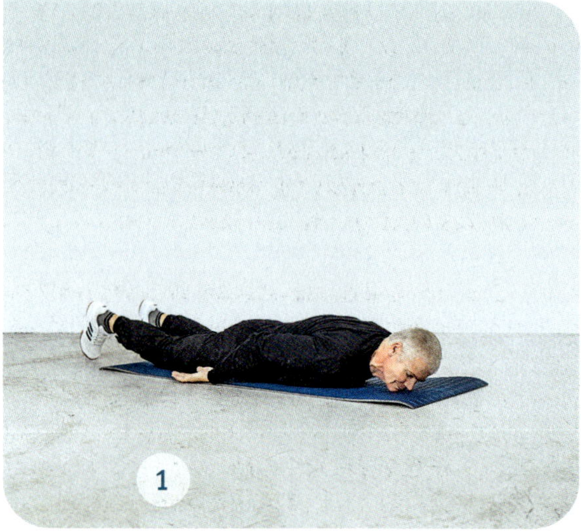

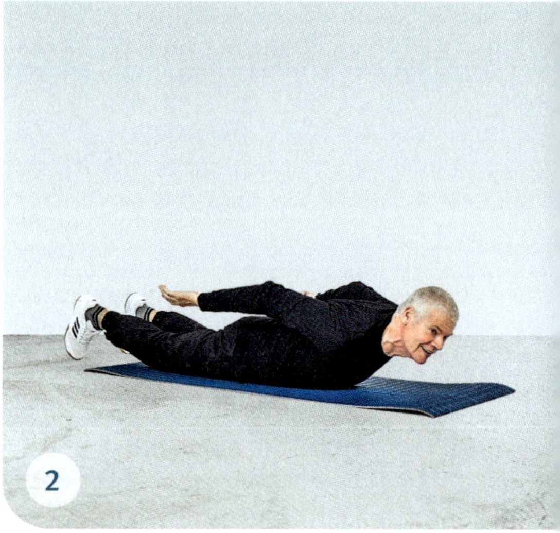

Rumpfheben

● Ausgangsposition: Lege dich in Bauchlage auf den Boden. Strecke deine Beine aus und stelle die Zehen auf dem Boden auf. Baue Spannung in Gesäß-, Bauch- und Rückenmuskulatur auf. ❶

● Schritt 1: Winkle die Arme jetzt am Körper an und hebe deinen Rumpf so weit wie möglich nach oben. Führe die Bewegung langsam und fließend aus. Dein Blick geht dabei nach unten. ❷

● Schritt 2: Lasse deinen Rumpf jetzt langsam und unter Spannung wieder sinken.

● Schwere Variante: Strecke die Arme nach vorne aus und hebe Rumpf und Beine gleichzeitig an. Lasse sie auch gleichzeitig wieder sinken. Eine weitere ähnliche Rumpfübung beginnst du in der gleichen Ausgangslage, dann hebst du abwechselnd ein Bein und den gegenüberliegenden Arm vom Boden ab.

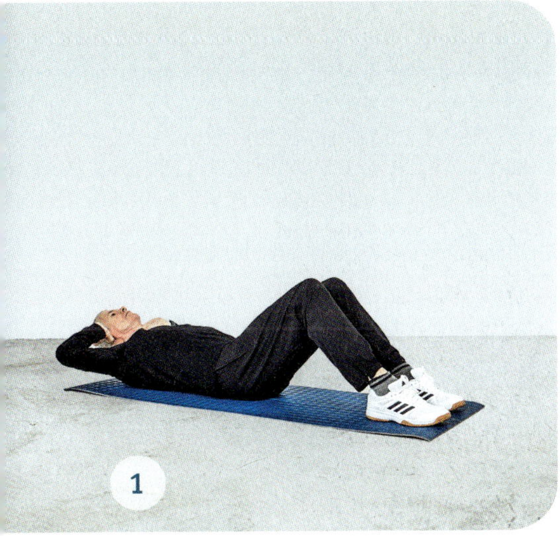

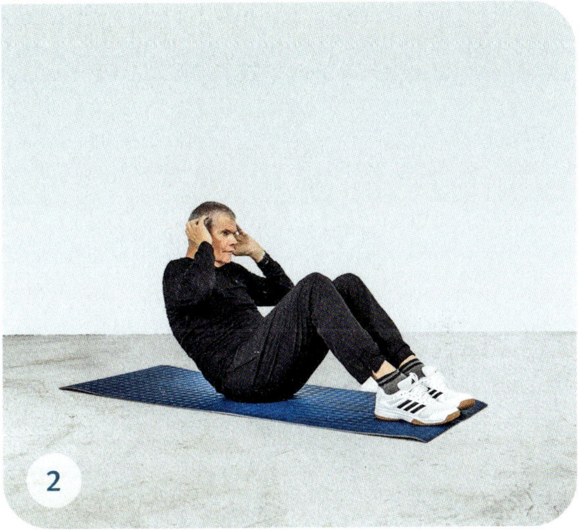

Sit-ups

● Ausgangsposition: Lege dich mit dem Rücken auf den Boden. Stelle deine Beine im 90-Grad-Winkel gebeugt auf. Deine Fersen und im besten Fall auch deine Zehen berühren den Boden. Spreize deine Beine wenig, maximal hüftbreit. Lege deine Hände seitlich an den Hinterkopf, sodass deine Fingerspitzen den Kopf locker berühren, und richte deinen Blick nach oben. ❶

● Schritt 1: Richte deinen Oberkörper kontrolliert auf, indem du ihn in der Hüfte beugst. Führe deinen Kopf in Richtung deiner Knie, helfe aber keinesfalls mit den Händen nach. Die Hände liegen nur locker am Kopf. Wenn du mit Oberkörper oder Bauch deine Beine berührst, ist die Bewegung abgeschlossen. ❷

● Schritt 2: Gehe ebenso kontrolliert, langsam und in einer fließenden Bewegung wieder in die Ausgangsposition zurück.

● Einfachere Variante: Klemme deine Füße unter einen festsitzenden Gegenstand.

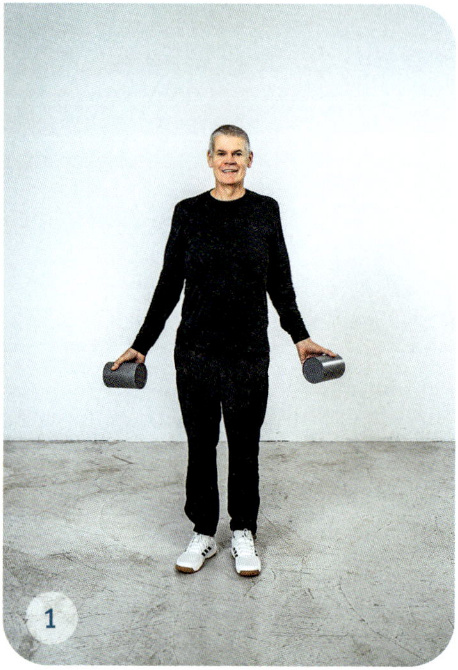

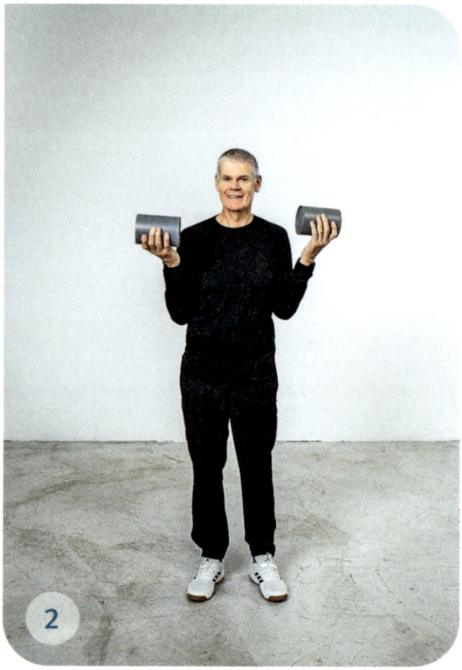

Arm-Curl

- Ausgangsposition: Setze oder stelle dich aufrecht hin und nimm in jede Hand eine Ein -Kilo-Hantel oder eine Ein-Liter-Wasserflasche. Lege die Arme gestreckt neben den Körper und halte die Oberarme möglichst nah am Körper fixiert. ❶

- Schritt 1: Beuge beide Arme im Ellenbogen Richtung Schulter, langsam und ohne Schwung. ❷

- Schritt 2: Bewege die Oberarme langsam wieder in die Ausgangsposition.

- Schwerere Variante: Erhöht die Gewichte je nach Trainingszustand.

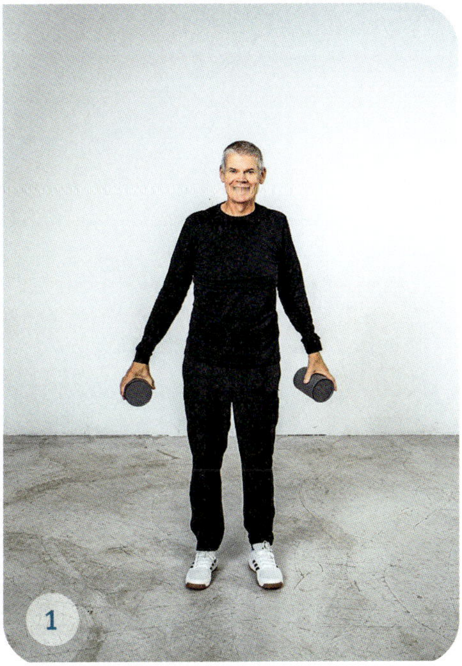

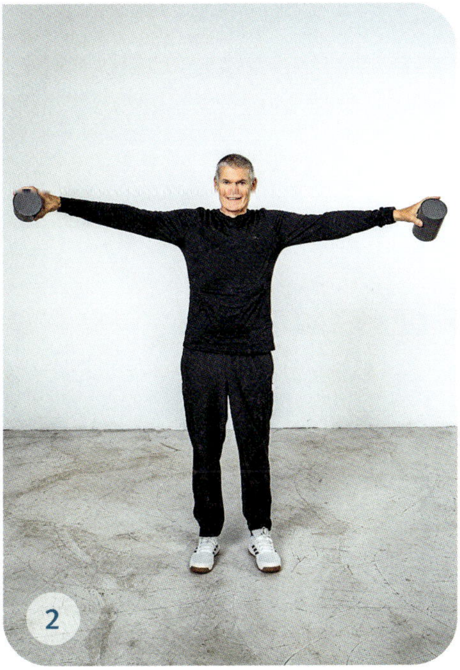

Front- und Seitheben

- Ausgangsposition: Setze oder stelle dich aufrecht hin und nimm in jede Hand eine Ein-Kilo-Hantel oder eine Ein-Liter-Wasserflasche. Lege die Arme gestreckt neben den Körper. ❶

- Schritt 1: Führe die Arme langsam gestreckt seitlich hoch bis auf Schulterhöhe. ❷ Senke sie dann wieder langsam ab.

- Schritt 2: Führe die Arme langsam gestreckt von vorne bis auf Schulterhöhe. Senke sie dann wieder langsam ab.

- Schwerere Variante: Erhöht die Gewichte je nach Trainingszustand.

Zeigt her eure Füße: die Fußpflege

Wie wichtig die tägliche Fußpflege bei Diabetes ist, ist euch vermutlich schon bewusst und es wird in Schulungen auch ständig darauf hingewiesen.

Vor allem bei schon länger bestehender Erkrankung und ständig erhöhten Blutzuckerwerten kann es zu Schäden an den Füßen und Unterschenkeln kommen, die zum diabetischen Fußsyndrom führen können. Es ist nicht lustig, eiternde und schlecht heilende Wunden an den Füßen und Beinen zu haben. Eine scheibchenweise Amputation der Zehen, Füße und Unterschenkel braucht niemand. Also immer auf kleine Wunden, Risse, Druckstellen und Blasen achten.

Oftmals sind bei Diagnose bereits Nervenschädigungen (diabetische Polyneuropathie) in den Füßen und Beinen vorhanden. Hier kann es zu schwerwiegenden Problemen kommen, wenn die Füße spröde und rissig sind. Dazu kommt, dass bei Diabetes Wunden schlechter heilen. Es können Keime in kleinste Risse der Haut eindringen und zu erheblichen Verletzungen führen. Ihr glaubt nicht, welche Folgen solche kleinen, harmlos aussehenden Wunden haben können.

Grundsätzlich setze ich am liebsten den Fokus auf das, was aktiv getan werden kann, und auf die positiven Auswirkungen von Prävention.

Meine Tipps für die Fußpflege

- Nehmt täglich ein Fußbad in lauwarmem Wasser. Temperatur immer mit der Hand oder einem Thermometer kontrollieren. Falls Nervenschädigungen vorliegen, besteht in den Füßen ein gestörtes Temperaturempfinden, es kann dann zu Verbrühungen führen. Nur ein kurzes Fußbad nehmen, maximal fünf Minuten (die Haut weicht sonst zu stark auf und kann austrocknen). Wenn ihr offene Wunden an den Füßen habt, dann verzichtet auf das Fußbad.

- Entfernt Hornhaut mit einem Bimsstein. Hornhauthobel und Fußraspeln gehören nicht in die Hand von Menschen mit Diabetes, da es hier zu erheblichen Verletzungen kommen kann.
- Kontrolliert täglich die Füße auf Verletzungen und Druckstellen. Wenn ihr weniger beweglich seid, dann nehmt einen Handspiegel zur Hilfe, damit ihr die Füße auch von den Seiten begutachten könnt, die ihr sonst schlecht sehen könnt. Vergesst die Zehenzwischenräume nicht.
- Desinfiziert auch kleinste Verletzungen sofort und geht besser einmal mehr zu Ärztin oder Arzt als einmal zu wenig.
- Trocknet die Füße nach dem Bad auch zwischen den Zehen ab, da ein feuchtwarmes Milieu zwischen den Zehen die Entstehung von Pilzen begünstigt. Cremt die Füße täglich nur dann zwischen den Zehen ein, wenn die Creme gut einzieht und kein feuchtes Klima entsteht. Das würde die Entstehung von Fußpilz begünstigen. Verwendet hier einen Fußschaum oder eine Creme, die klinisch für die Anwendung bei Diabetes getestet wurde.
- Kürzt die Fußnägel einmal wöchentlich mit einer Feile. Zu lange Zehnägel begünstigen Verletzungen der benachbarten Zehen.
- Gönnt euch einmal im Monat den Besuch einer podologischen Praxis.
- Verwendet bequemes Schuhwerk. Zu enge Schuhe fördern Druckstellen.

Meine Tipps gegen Fußpilz

- Lauft nicht dort barfuß, wo andere es auch tun (im Schwimmbad, auf dem Hotelteppich etc.).
- Verwendet nur eigene Handtücher und Badeschuhe und tragt, besonders in Sportschuhen, immer Socken.
- Wascht Socken und Handtücher bei mindestens 60 °C und wechselt sie täglich.
- Verwendet für die Füße am besten ein eigenes Handtuch.
- Geht bei Verdacht auf Fußpilz frühzeitig zu einer Ärztin oder einem Arzt.
- Wenn ihr einen Fußpilz habt, dann genügt es teilweise, die befallene Hautstellen mit speziellen Cremes, Sprays oder Lotionen aus der Apotheke zu behandeln. Haltet euch auf jeden Fall an die ärztlich empfohlene Anwendungsdauer.
- Hat sich der Fußpilz stark ausgebreitet, können Tabletten helfen.

Sexualität und Lust

Diabetes und Sexualität bei Männern kann zu einem mitunter schwierigen Unterfangen werden. Ich kann euch aus eigener Erfahrung sagen: Auch das wird wieder besser!

Ein absolutes Tabuthema ist es, dass durch die meist jahrelang erhöhten Blutzuckerwerte bei sehr vielen Männern die Durchblutung des Penis gestört ist und Erektionen ins Reich der Fantasie gehören. Der viele Blutzucker schädigt gerade die kleinen Gefäße. Tja, Männer, Diabetes verursacht nun einmal Durchblutungsstörungen, davon bleiben auch die wertvollsten Körperteile nicht verschont.

Weitere Risikofaktoren, die das Problem noch verschärfen können:

- Rauchen
- Bluthochdruck
- ungünstige Blutfettwerte

Fakt ist: Bei Menschen mit Diabetes treten sexuelle Funktionsstörungen häufiger auf als bei Menschen ohne Diabetes. Bei etwa der Hälfte aller Männer mit Diabetes kommen sexuelle Funktionsstörung vor, zum Beispiel Orgasmus- oder Ejakulationsstörungen. Einzelne Studien sprechend sogar von 90 Prozent. Neueren Erkenntnissen zufolge haben Männer mit Diabetes möglicherweise auch ein erhöhtes Risiko für niedrige Testosteronspiegel. Diese können zu einem Rückgang des sexuellen Verlangens führen und damit direkt oder indirekt zu Erektionsstörungen beitragen.

Auch mein Verlangen hielt sich vor der Diagnose in Grenzen. Natürlich habe ich das auf meinen dicken Bauch zurückgeführt und mal ehrlich, welcher Partnerin/

welchem Partner macht es schon Spaß, von einem dicken Bauch fast zerdrückt zu werden?

Lasst euch helfen!

Habt hier keine falsche Scham! Es ist kein Zeichen von fehlender Männlichkeit, wenn es bei euch nicht mehr so klappt. Erektions- und Orgasmusstörungen können bei Männern mit Diabetes eines von vielen Symptomen sein. Deshalb sprecht eure Ärztin oder euren Arzt an, wenn Ihr in dieser Hinsicht Probleme habt und darunter leidet.

Ich habe keine Ahnung, ob Viagra und Co. das Problem lösen können. Solltet ihr das versuchen wollen, dann konsultiert vor der Einnahme der blauen Pille auf jeden Fall eine Ärztin oder einen Arzt, da die meisten Medikamente irgendwelche Nebenwirkungen haben, die wir nicht brauchen.

Aber es geht auch ohne Viagra und Co. Die digitale Gesundheitsanwendung von Kranus Edera bekommen Betroffene auf Rezept von der Krankenkasse spendiert. »Die Therapie unterstützt Männer mit erektiler Dysfunktion, selbst aktiv an ihrer Behandlung teilzuhaben […] Anwender der App absolvieren ein 12-Wochen-Programm aus den Bausteinen Beckenbodentraining, physiotherapeutische Übungen, kardiovaskuläres Ausdauertraining sowie Achtsamkeits- und sexualtherapeutische Übungen […]«, so Kranus Edera. Nehmt solche Hilfen in Anspruch, wenn ihr sie braucht!

Was wirklich hilft

Mit einem ganzheitlichen Konzept bestehend aus Ausdauertraining, Beckenbodentraining für Männer, psychologischer Betreuung und einer überwiegend pflanzlichen, ballaststoffreichen Ernährung können Erektionsstörungen erfolgreich therapiert werden.

Meine Erfahrung: Gemüse und Hülsenfrüchte in Kombination mit einem täglichen Training geben wieder richtig Tinte auf den Füller. Mir haben meine Gewichtsabnahme, das Ausdauertraining und eine pflanzenbasierte Ernährung sehr dabei geholfen, dass sich meine Lust erheblich gesteigert hat. Da geht wieder was! So bestätigen auch neuerer Studien, dass eine mediterrane Ernährung langfristig Erektionsstörungen normalisiert.

Wenn ich euch bis dahin noch nicht von meiner Methode, den Diabetes in den Griff zu bekommen, überzeugen konnte, vielleicht ist es mir jetzt gelungen. Und natürlich macht es mit einem schlankeren Körper, einer besseren Fitness und mehr Beweglichkeit auch wieder umso mehr Spaß.

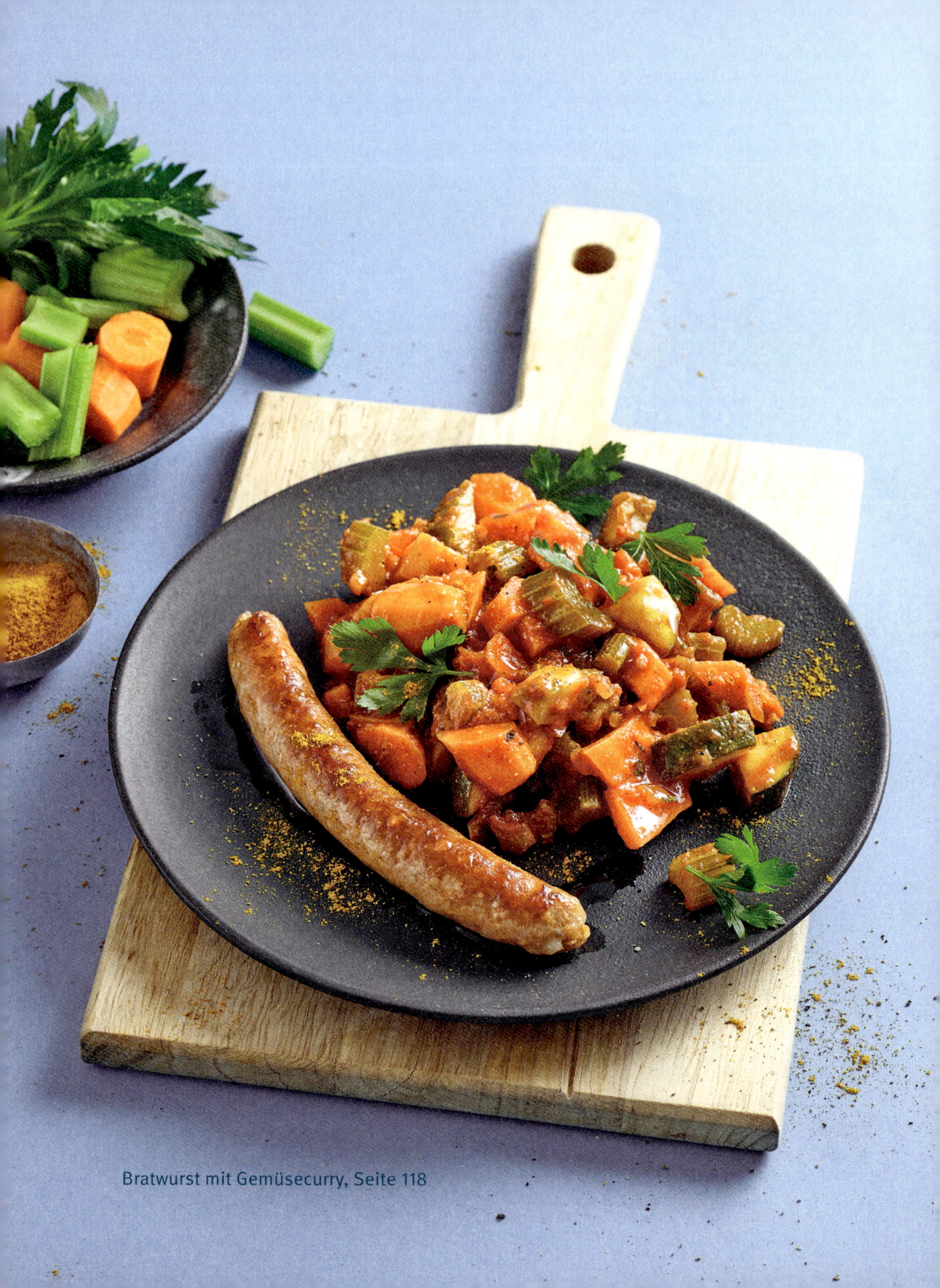

Bratwurst mit Gemüsecurry, Seite 118

Rezepte

Hier findet ihr meine liebsten Rezepte, einfach zuzubereiten und sättigend. Ich habe sie entweder selbst entwickelt oder meine Favoriten aus anderen Quellen diabetestauglich abgewandelt.

Ab in die Küche, Männer

Bevor es losgeht, will ich euch noch ein paar Dinge auf den Weg bzw. an den Herd geben.

Ihr werdet feststellen, dass ich relativ viele Rezepte mit Fleisch aufgenommen habe, obwohl ich in diesem Buch ja predige, Fleisch selten, möglichst nur einmal die Woche, zu essen. Wie das zusammenpasst? Es heißt nicht, dass ihr viel Fleisch essen sollt, aber mal ehrlich, wir Männer sind nun mal Fleischliebhaber. Deshalb wollte ich euch eine schöne Auswahl an Fleischgerichten anbieten, die euren Blutzucker schonen. In einigen Rezepten nimmt das Fleisch auch nicht die Hauptrolle auf dem Teller ein, sondern ist eine von vielen Zutaten und eher als Aromageber dabei. Wenn euch nach Fleisch ist, dann wählt am besten solche Rezepte. Denn auch so reduziert ihr schon euren wöchentlichen Fleischkonsum. Sucht euch also ein, zweimal die Woche ein schönes Fleischrezept aus. Den Rest der Woche geht es auch ohne, ihr werdet sehen. Und werft eure Vorurteile über vegetarisches Essen über Bord, das hat nichts mit Kaninchenfutter zu tun.

Ganz bewusst habe ich bei meinen Gerichten auf Nährwertangaben verzichtet. Die Rezepte sind so beschaffen, dass ihr bei den normalen Portionsgrößen keine Sorge haben müsst, dass euer Blutzuckerspiegel übermäßig nach oben geht. Ganz ohne Rechnen und Zählen, nur mit Genuss.

Das Tellerprinzip

Ich empfehle euch außerdem, die Mahlzeiten nach dem »Tellerprinzip« zusammenzustellen. Mit dem »Tellerprinzip« habt ihr eine gute Daumenregel für eine ausgewogene Ernährung. Es zeigt einerseits die Lebensmittel, aus denen sich eine vollständige Mahlzeit zusammensetzt, und stellt andererseits das Verhältnis dar, in dem jedes dieser Lebensmittel auf den Teller kommen sollte, damit die Mahlzeit ausgewogen ist. Versteht dieses Mengenverhältnis nicht zu eng, da die Mengen von der Art der Lebensmittel, aus denen sich das Gericht zusammensetzt, und euren individuellen Bedürfnissen abhängen. Aber nehmt es als eine Größenordnung, die für die meisten Erwachsenen Gültigkeit hat.

Das Tellerprinzip

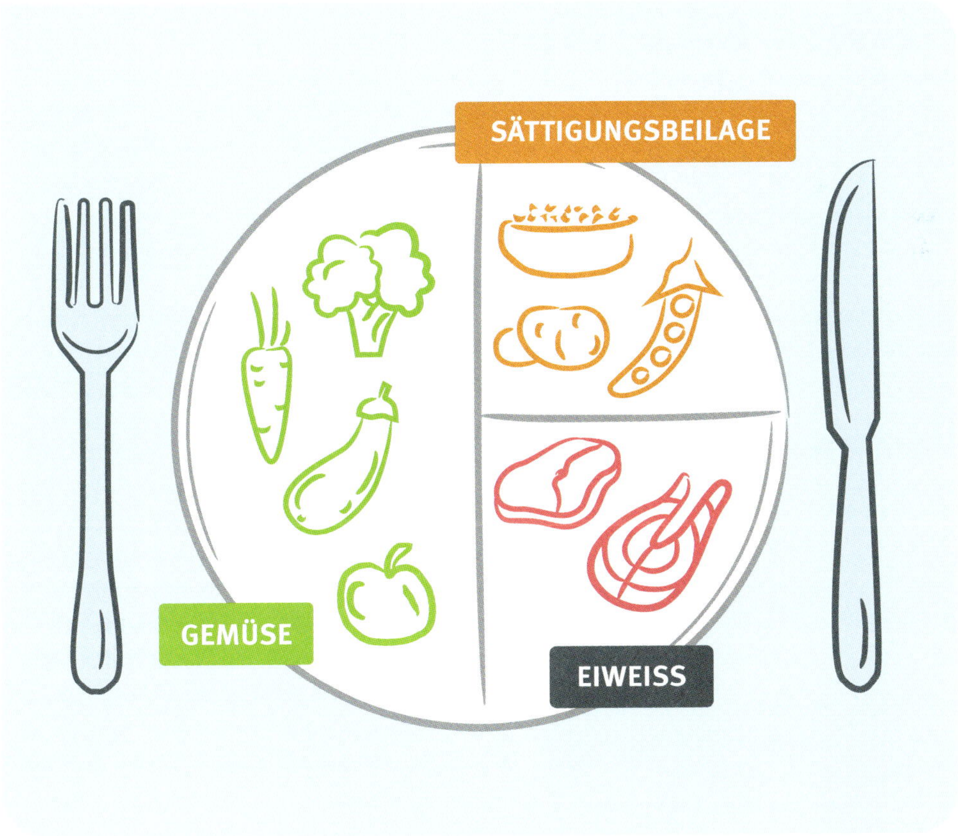

Stellt euch hierfür einen leeren Teller vor, den ihr nacheinander mit den Zutaten für eure Mahlzeit füllt: Auf einer Hälfte des Tellers befindet sich Gemüse, auf einem Viertel die sogenannte Sättigungsbeilage wie festkochende Kartoffeln, Hülsenfrüchte oder Naturreis. Auf dem anderen Viertel findet sich dann die Eiweißkomponente wie Fleisch, Fisch oder eine vegetarische Eiweißquelle wie Hülsenfrüchte, ein Milchprodukt oder auch Tofu. Abrunden solltet ihr das Ganze mit frischen Kräutern und Gewürzen sowie mit gesunden Fetten. Anhand dieses einfachen Prinzips könnt ihr sicherstellen, dass der Blutzucker nicht zu sehr ansteigt.

Was kommt in die Vorratskammer?

Diese Liste habe ich als kleinen Überblick für euch zusammengestellt. Die aufgeführten Lebensmittel verwende ich oft in den Rezepten in diesem Buch und auch sonst im Alltag zu Hause. Vielleicht hilft sie euch dabei, euch selbst einen kleinen Grundstock an blutzuckerfreundlichen Lebensmitteln zuzulegen.

- frisches Gemüse: Hier gibt es keine Einschränkungen. Ich lege Wert auf saisonale und regionale Produkte.
- festkochende Kartoffeln
- frisches Obst mit geringem Zuckergehalt wie Beeren, Aprikosen, Pfirsiche, Äpfel
- Getreide, entweder als ganze Körner (wenn ihr eine Getreidemühle besitzt) oder als Vollkornmehl, wie Dinkel, Weizen, Roggen, Hafer sowie Haferflocken
- Vollkornpasta, Vollkornreis, Wildreis
- Hülsenfrüchte (getrocknet oder in der Dose) wie Kichererbsen, Bohnen oder Linsen
- Tomatenmark, gehackte und passierte Tomaten in Dosen
- Magerquark, Skyr, saure Sahne, Naturjoghurt, Crème fraîche
- Fleisch in guter Qualität, frisch oder TK
- Fisch in MSC-Qualität, frisch oder TK. Aus der Dose: Thunfisch (selten)
- frische Eier
- frische oder getrocknete Kräuter wie Petersilie, Kräuter der Provence, Rosmarin, Thymian, Lorbeerblätter
- Gewürze wie Curry, Kreuzkümmel, Pfeffer, edelsüßes und rosenscharfes Paprikapulver, Muskat, Sternanis. Ich liebe auch die Gewürzmischungen aus der Schweizer Linie »Herzlich salzfrei« ohne Zucker und Salz (Bezugsquelle, Seite 139).

Mein Tipp

Sehr hilfreich ist es, unmittelbar nach dem Essen 20 Minuten zügig zu gehen. Durch die Bewegung nach dem Essen benötigt der Körper Energie und verbrennt hier auf natürliche Art und Weise Blutzucker. Es ist sehr eindrucksvoll, den Blutzuckerverlauf mit einem Sensor (Seite 132) zu verfolgen.

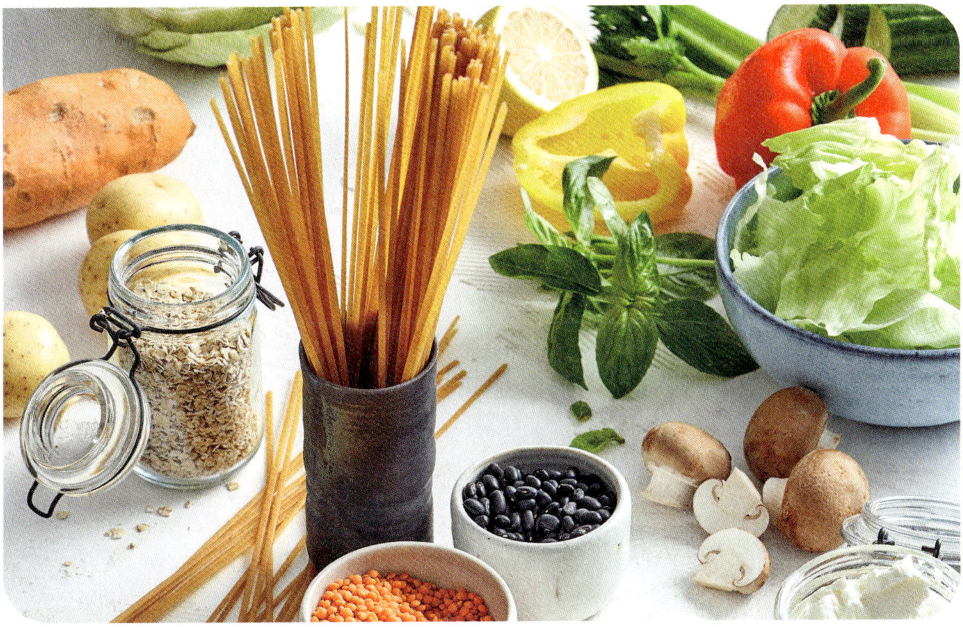

Was kann ich wodurch ersetzen?

- Pommes frites
  → Süßkartoffel-Pommes
- Chips
  → Gemüsechips (z. B. Möhren- oder Rote-Bete-Chips)
- Limonade
  → Wasser mit frischen Früchten oder Limetten
- Weißbrot
  → Vollkornbrot
- zuckerhaltige Müsliriegel
  → Nüsse pur oder selbstgemachte Haferflocken-Riegel
- Eiscreme
  → griechischer Joghurt mit Früchten
- Obstkonserven
  → frisches Obst oder TK-Obst ohne Zuckerzusatz
- mehligkochende Kartoffeln
  → festkochende Kartoffeln
- gesalzene Erdnüsse
  → Nüsse pur
- Fertiggerichte
  → selbst zubereitete Mahlzeiten mit frischen Zutaten

FRÜHSTÜCK

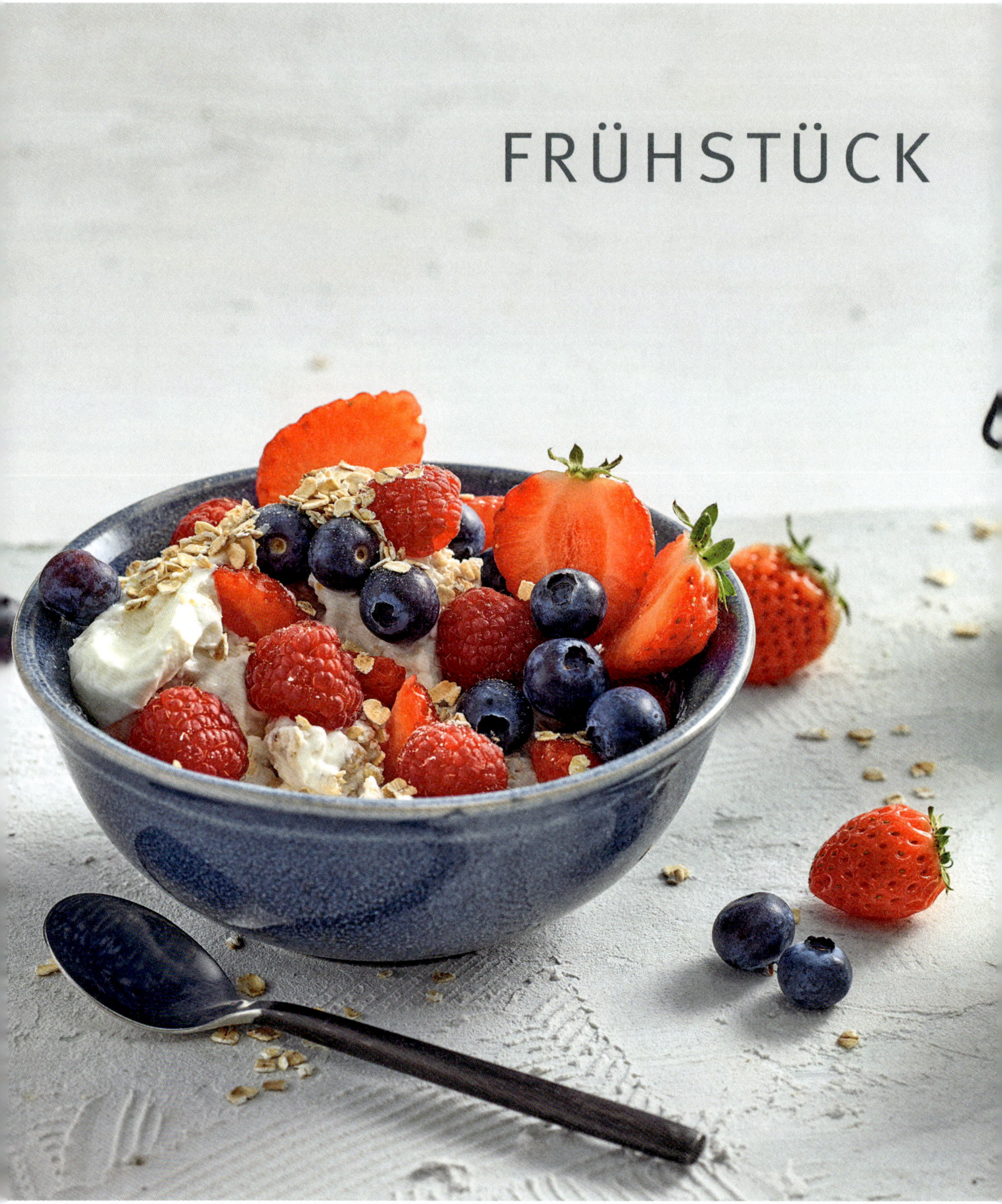

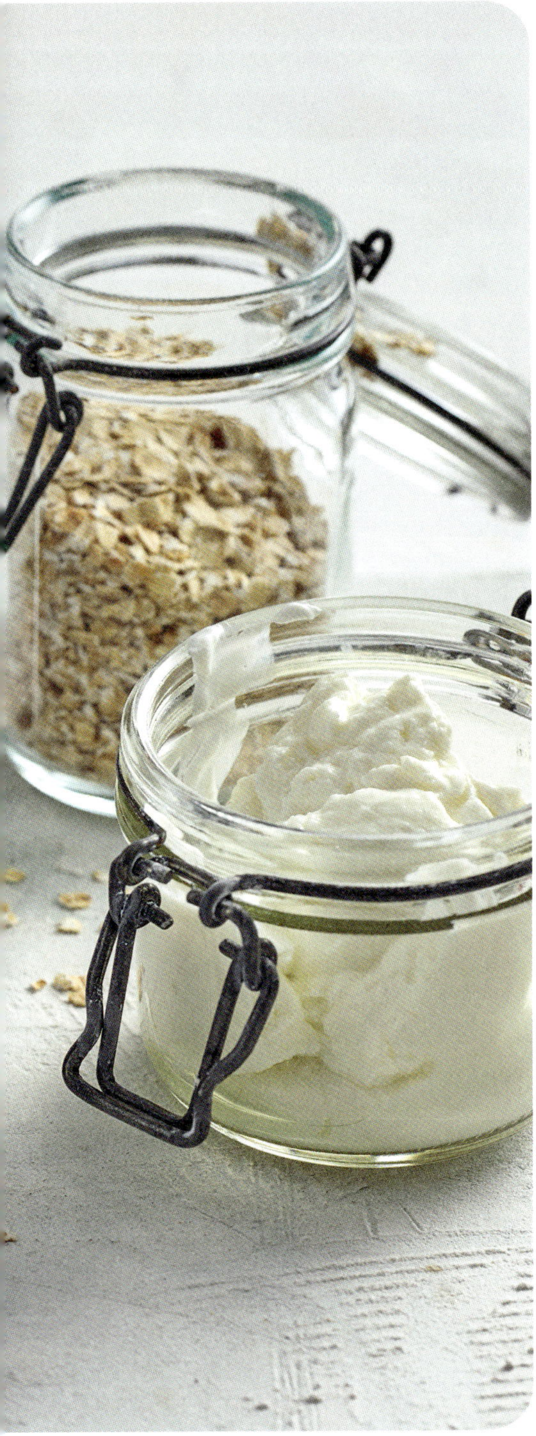

Hafermüsli mit Beeren

Für 1 Person
5 Min.

150 g Skyr • 40 g Haferflocken • 100 g Beeren (frisch oder TK)

- Skyr in eine Müslischale geben und mit einem Schuss Wasser verrühren.
- Haferflocken unterrühren.
- Beeren vorsichtig waschen und ebenfalls unterrühren.

Früchtemüsli mit Sojaflocken

Für 1 Person
10 Min.

200 g Skyr • 35 g zuckerfreies Bio-Müsli (Fertigprodukt) • 35 g Sojaflocken • 1 Handvoll frisches zuckerarmes Obst (Beeren, Aprikosen etc.) • 25 g Nüsse

- Skyr in eine Müslischale geben und mit einem Schuss Wasser verrühren.
- Müsli und Sojaflocken zugeben.
- Früchte waschen und bei Bedarf in mundgerechte Stücke schneiden.
- Mit den Nüssen zum Müsli geben.

Birchermüsli

Für 2 Personen
15 Min. plus Ruhezeit über Nacht

125 g fettarme Milch • 125 g Joghurt • 65 g Sahne • 1 EL Rosinen • 80 g Haferflocken • 1 EL Sonnenblumenkerne • 1 säuerlicher Apfel

- Alle Zutaten bis auf den Apfel in eine Schüssel geben und miteinander vermischen.
- Über Nacht in den Kühlschrank stellen und durchziehen lassen.
- Apfel kurz vor dem Verzehr in kleine mundgerechte Stücke schneiden und vorsichtig unter das Müsli heben.

Vollkornbrot mit Fruchtaufstrich

Für 2 Personen
5 Min.

80 g frische Beeren • 2 Scheiben Vollkornbrot oder -brötchen

- Beeren pürieren.

- Vollkornbrot oder -brötchen damit bestreichen.

Tipp Verbraucht den Aufstrich am selben Tag, da sich das Püree ohne irgendwelche Stabilisatoren nicht hält und flüssig wird.

Shakshuka

Für 4 Personen
30 Min.

1 rote Paprikaschote • 1 Zwiebel • 1 Knoblauchzehe • 3 EL Olivenöl • 1 Dose stückige Tomaten (400 g) • 2 EL Tomatenmark • 1 TL gemahlener Kreuzkümmel • 1 TL edelsüßes Paprikapulver • ½ TL Salz • Cayennepfeffer • 4 Eier

- Paprika halbieren, von Samen und Scheidewänden befreien und das Fruchtfleisch waschen und würfeln. Zwiebel und Knoblauch schälen und würfeln.

- Olivenöl in einer Pfanne erhitzen und Paprika, Zwiebel und Knoblauch darin bei mittlerer Hitze 5 Minuten dünsten, bis die Zwiebeln glasig sind.

- Dosentomaten, Tomatenmark und Gewürze zugeben und 10 Minuten köcheln lassen.

- Mit einem Esslöffel 4 Mulden in die Masse drücken, die Eier hineinschlagen und ca. 5 Minuten weiter köcheln lassen. Das Ei sollte innen noch leicht flüssig sein.

Lachsbrötchen mit Honig-Senf-Sauce

Für 2 Personen
5 Min.

2 Vollkornbrötchen • 100 g Räucherlachs • 1 TL gehackter Dill • 1 TL mittelscharfer Senf • ½ TL flüssiger Honig

- Vollkornbrötchen aufschneiden und mit dem Räucherlachs belegen.

- Dill mit Senf und Honig verrühren und über den Lachs träufeln.

Gemüseomelett

Für 1 Person
20 Min.

150 g Gemüse der Saison (z. B. Zucchini, Tomaten, Paprika etc.) • 1 kleine rote Zwiebel • 3 EL Rapsöl • 2–3 Eier • Salz • Pfeffer • edelsüßes Paprikapulver • 2–3 EL kohlensäurehaltiges Mineralwasser

- Gemüse waschen, putzen und nach Bedarf schälen. Zwiebel schälen. Alles in Würfel oder Streifen schneiden.

- Öl in einer Pfanne erhitzen. Gemüse kurz darin anschwitzen.

- In der Zwischenzeit Eier mit Salz, Pfeffer und Paprikapulver verquirlen. Mineralwasser zugeben (so wird das Omelett schön locker).

- Die Eiermasse vorsichtig zum Gemüse in die Pfanne geben und den Deckel auf die Pfanne legen. Bei schwacher Hitze backen.

- Wenn das Omelett oben fest ist, vorsichtig wenden und noch ein paar Minuten weiter backen.

Strammer Max

Für 4 Personen
10 Min.

4 Scheiben Vollkornbrot • 4 Scheiben Kochschinken • 4 EL Rapsöl • 4 Eier • Salz • Pfeffer • Gemüse nach Wahl zum Garnieren

- Vollkornbrot jeweils mit einer Scheibe Kochschinken belegen.
- Rapsöl in einer Pfanne erhitzen, Eier hineinschlagen und darin zu Spiegeleiern braten. Salzen, pfeffern und auf das Brot geben.
- Mit reichlich Gemüse garnieren.

Toast Napoli

Für 4 Personen
5 Min. plus 10 Min. Backzeit

4 EL passierte Tomaten • Kräuter der Provence • Salz • Pfeffer • 2 Tomaten • 4 Scheiben Vollkornbrot • 4 Scheiben Kochschinken • 4 Scheiben Gouda oder anderer Hartkäse

- Den Backofen auf 200 °C vorheizen.
- Passierte Tomaten mit Kräutern der Provence, Salz und Pfeffer würzen und auf das Brot streichen. Tomaten in Scheiben schneiden.
- Brote mit dem Kochschinken belegen und die Tomatenscheiben darauflegen.
- Käse daraufgeben und die Toasts ca. 10 Minuten im vorgeheizten Backofen überbacken.

SNACKS, SAUCEN UND DIPS

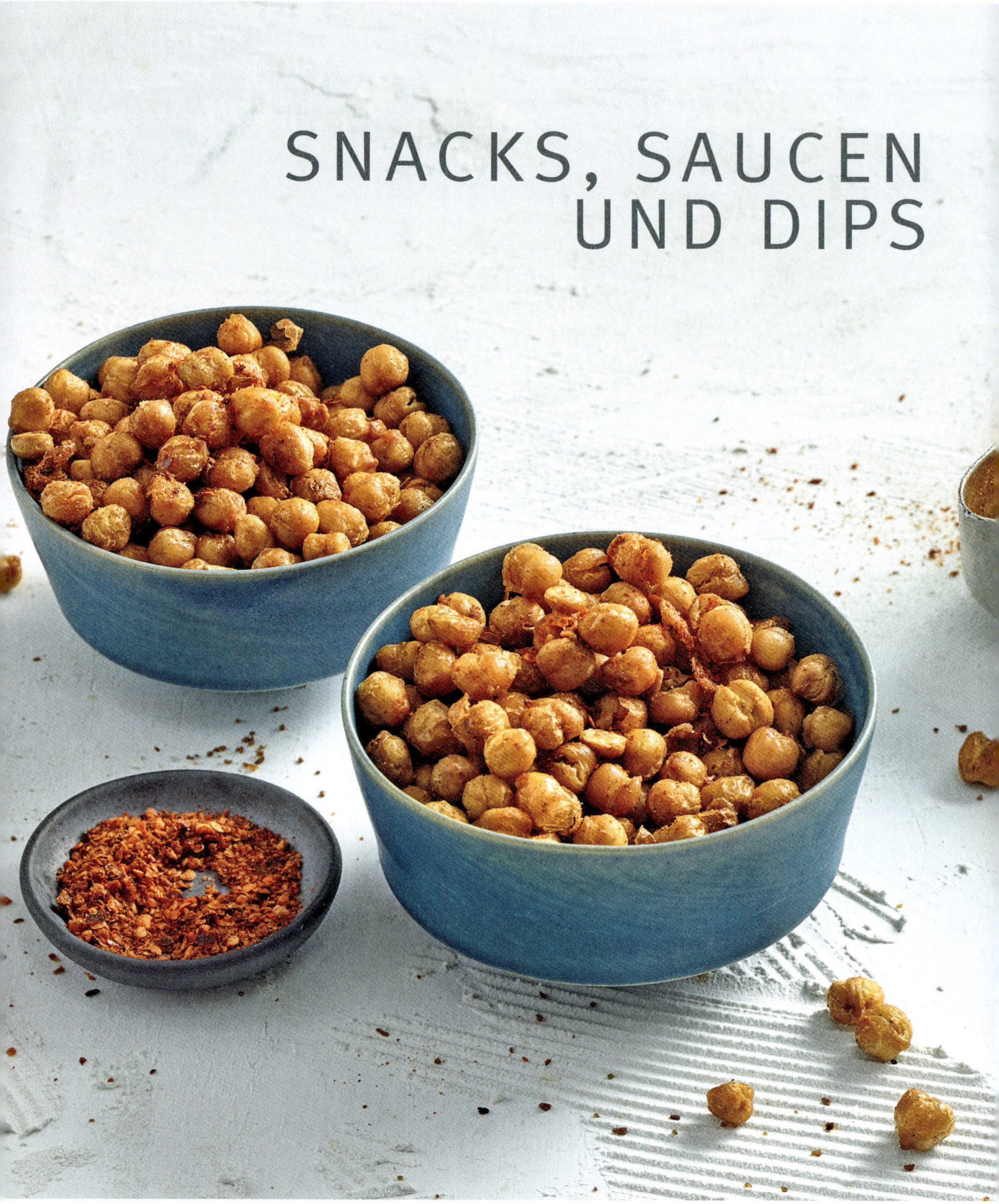

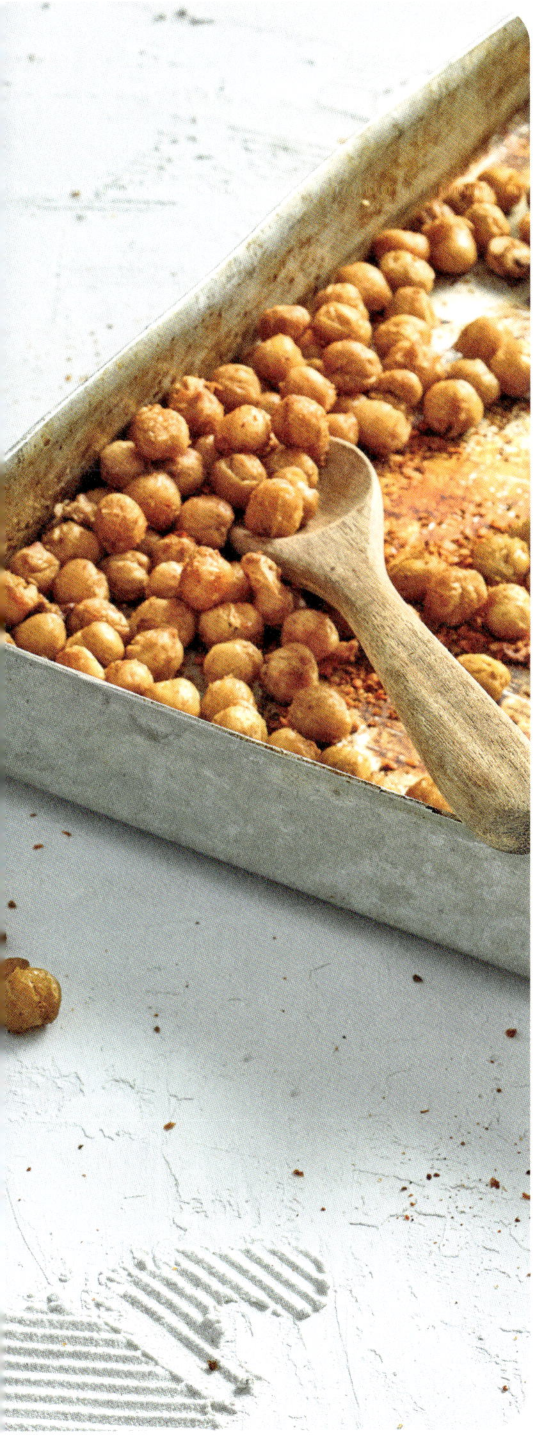

Geröstete Kichererbsen

Für 4 Personen
5 Min. plus 45 Min. Backzeit

2 Dosen Kichererbsen (à 265 g Abtropfgewicht) • 2 TL Rapsöl • 1 TL Salz • 1 Prise Pfeffer • 2–3 Prisen Chiliflocken • ½ TL edelsüßes Paprikapulver • ½ TL gemahlener Kardamom • ½ TL gemahlener Kreuzkümmel

- Den Backofen auf 200 °C vorheizen. Ein Backblech mit Backpapier belegen.
- Kichererbsen in einem Sieb abspülen und abtropfen lassen. Dann auf Küchenpapier verteilen und gut trocken tupfen.
- Kichererbsen mit Öl, Salz, Pfeffer, Chiliflocken, Paprika, Kardamom und Kreuzkümmel vermischen. Auf das vorbereitete Backblech geben, sodass sie nicht übereinander liegen.
- Kichererbsen 40–45 Minuten im vorgeheizten Ofen rösten. Dabei alle 10 Minuten umschichten, damit sie nicht verbrennen.
- Kichererbsen auf einem sauberen Geschirrtuch abtropfen lassen, nach Belieben nachwürzen und sofort servieren.

Herzhafte Low-Carb-Muffins

Für 4 Portionen
15 Min. plus 30 Min. Backzeit

2 Schalotten • 5 EL Olivenöl • 500 g Gemüse (z. B. Paprika, Zucchini, Champignons) • 100 g Gouda • 6 Eier • 50 g Mandelmehl • 2 EL Kräuter der Provence • Salz • Pfeffer

- Schalotten schälen, in feine Würfel schneiden und 2 Minuten in einer Pfanne mit Olivenöl anschwitzen.
- Gemüse nach Wahl waschen, putzen und ebenfalls in kleine Würfel schneiden.
- Zu den Schalotten geben und weitere 4 Minuten anschwitzen. Den Backofen auf 180 °C vorheizen.
- Gouda reiben, Eier in eine Schüssel aufschlagen und mit Gouda, Mandelmehl und Kräutern mischen.
- Das übrige Gemüse ebenfalls in die Schüssel geben, mit dem Teig vermischen und in Muffinformen füllen.
- Im vorgeheizten Ofen 30 Minuten backen.

Hafer-Mandel-Kekse

Für 24 Stück
15 Min plus 30 Min. Backzeit

80 g gemahlene Mandeln • 120 g weiche Butter • 1 Msp. Vanilleextrakt • 1 Msp. Salz • 1 Ei • 100 g zarte Haferflocken • 75 g Vollkorn-Dinkelmehl • 1 TL Backpulver

- Backofen auf 180 °C vorheizen. 2 Bleche mit Backpapier belegen.
- Alle Zutaten gut miteinander verkneten, entweder mit der Hand oder dem Knethaken des Handrührgeräts.
- Mithilfe eines Teelöffels je 12 Portionen auf ein Backblech geben.
- Die beiden Bleche mit Hafer-Mandel-Keksen nacheinander jeweils 15 Minuten im vorgeheizten Ofen goldgelb backen.

Guacamole

Für 4 Personen
20 Min.

1–2 Knoblauchzehen • 2–3 reife Avocados (ca. 500 g) • 1 kleine getrocknete Chilischote • 100 g Tomaten • 1 EL frisch gepresster Zitronensaft • Salz • Pfeffer

- Knoblauch und Avocados schälen. Avocado halbieren, den Kern entfernen, das Fruchtfleisch mit einem Löffel herausheben, in Stücke schneiden und zusammen mit dem Knoblauch und der Chili pürieren.

- Tomaten waschen, halbieren, Kerne entfernen und das Fruchtfleisch in kleine Stücke schneiden. Mit dem Avocadopüree vermischen.

- Zitronensaft, Salz und Pfeffer zugeben und verrühren.

Passt zu gegrilltem Fleisch, Fisch oder einfach als Brotaufstrich.

Tomatenketchup

Für 3 Gläser à 200 ml
20 Min. plus 40 Min. Abkühlzeit

1 rote Zwiebel • 1–2 Knoblauchzehen • 1 EL Rapsöl • 750 g passierte Tomaten (Dose) • 1 TL gekörnte Gemüsebrühe • 1 EL Kräuter der Provence • ½ TL Salz • Pfeffer • Chili nach Bedarf • 1 Prise Zucker

- Zwiebel und Knoblauch schälen. Zwiebel in Würfel schneiden und Knoblauch durch die Knoblauchpresse drücken.

- Öl in einem Topf erhitzen und Zwiebel und Knoblauch darin anschwitzen.

- Die übrigen Zutaten zugeben und unter gelegentlichem Rühren 10 Minuten köcheln lassen.

- Heiß in Schraubgläser füllen, verschließen und für 10 Minuten auf den Kopf stellen. Nach dem Abkühlen im Kühlschrank aufbewahren.

Tipp Für längere Haltbarkeit könnt ihr die Gläser auch einfrieren.

Knoblauchdip

Für 4 Personen
5 Min.

150 g Crème fraîche • 2–3 Knoblauchzehen • ½ TL Salz

- Crème fraîche in ein Schälchen geben und mit einem Schuss Wasser zu einem geschmeidigen Dip verrühren.

- Den Knoblauch schälen und durch eine Knoblauchpresse drücken, mit der Crème fraîche und dem Salz verrühren.

Das passt dazu Ofengemüse, Fleisch- oder Kartoffelgerichte.

Curry-Dattel-Dip

Für 4 Personen
10 Min.

200 g Crème fraîche • 1 Knoblauchzehe • 3 getrockenete Datteln • frisch gepresster Saft von ½ Zitrone • 1 TL Curry • Salz • Pfeffer

- Crème fraîche in ein Schälchen geben und mit einem Schuss Wasser zu einem geschmeidigen Dip verrühren.

- Knoblauch schälen durch eine Knoblauchpresse drücken. Datteln entsteinen und in kleine Stücke schneiden.

- Knoblauch und Datteln zur Crème fraîche geben. Zitronensaft zugeben.

- Alles gut verrühren und mit Curry, Salz und Pfeffer abschmecken.

Passt zu gegrilltem Fleisch und Gemüse oder einfach als Brotaufstrich.

Salsa Roja

Für 4 Personen
25 Min.

2 Knoblauchzehen • 1 Chilischote • 1 Zwiebel • ½ getrocknete Dattel • 1 grüne Spitzpaprikaschote • 5 Korianderstängel • 1 Dose stückige Tomaten (400 g) • 1 EL frisch gepresster Limettensaft • 2 TL Weißweinessig • 1 TL Salz • 2–3 Prisen Pfeffer • 1 TL gemahlener Kreuzkümmel

- Knoblauch schälen, Chili halbieren, Samen und Scheidewände entfernen und die Schote waschen. Zwiebel schälen. Alles in kleine Würfel schneiden.

- Dattel ebenfalls in kleine Würfel schneiden.

- Spitzpaprika halbieren, Samen und Scheidewände entfernen und die Paprika waschen und klein schneiden.

- Koriander waschen, trocken schütteln, Blättchen abzupfen und grob hacken.

- Alles in einen Topf geben. Die übrigen Zutaten ebenfalls zugeben, alles kurz aufkochen und dann bei geringer Hitze 10 Minuten köcheln lassen, gelegentlich umrühren. Vor dem Genuss abkühlen lassen.

Passt zu Fleisch-, Fisch- oder Gemüsegerichten.

Erbsenhummus

Für 4 Personen
15 Min.

400 g TK-Erbsen • Salz • 1 Zwiebel • 1 Knoblauchzehe • 2 EL Tahin (Sesammus) • frisch gepresster Saft von ½ Zitrone • 1 TL gehackter frischer Koriander • 1 TL gemahlener Kreuzkümmel • 2 TL Olivenöl plus etwas zum Garnieren • rosenscharfes Paprikapulver

- Erbsen etwa 5 Minuten in Salzwasser garen. Abgießen und das Kochwasser auffangen.

- Zwiebel und Knoblauch schälen und in feine Würfel schneiden.

- Die gekochten Erbsen mit Knoblauch, Zwiebel, Tahin, Zitronensaft, Koriander, Kreuzkümmel und Olivenöl zu einer homogenen Masse pürieren. Eventuell einen Schuss Kochwasser zugeben, wenn die Masse nicht geschmeidig ist.

- Mit einem Schuss Olivenöl und Paprikapulver garnieren.

Passt zu Fleisch, Fisch und Gemüsegerichten.

SUPPEN UND SALATE

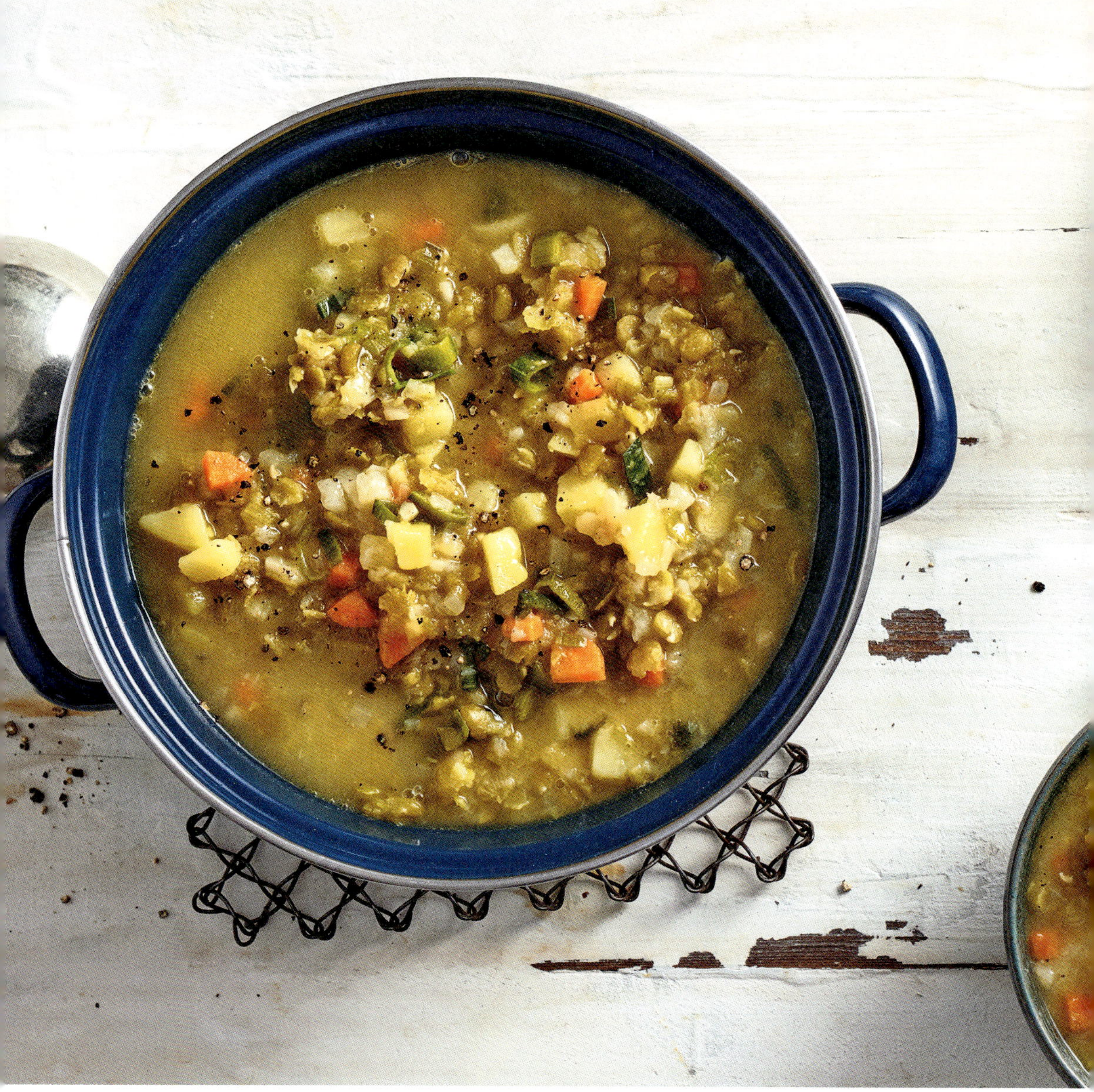

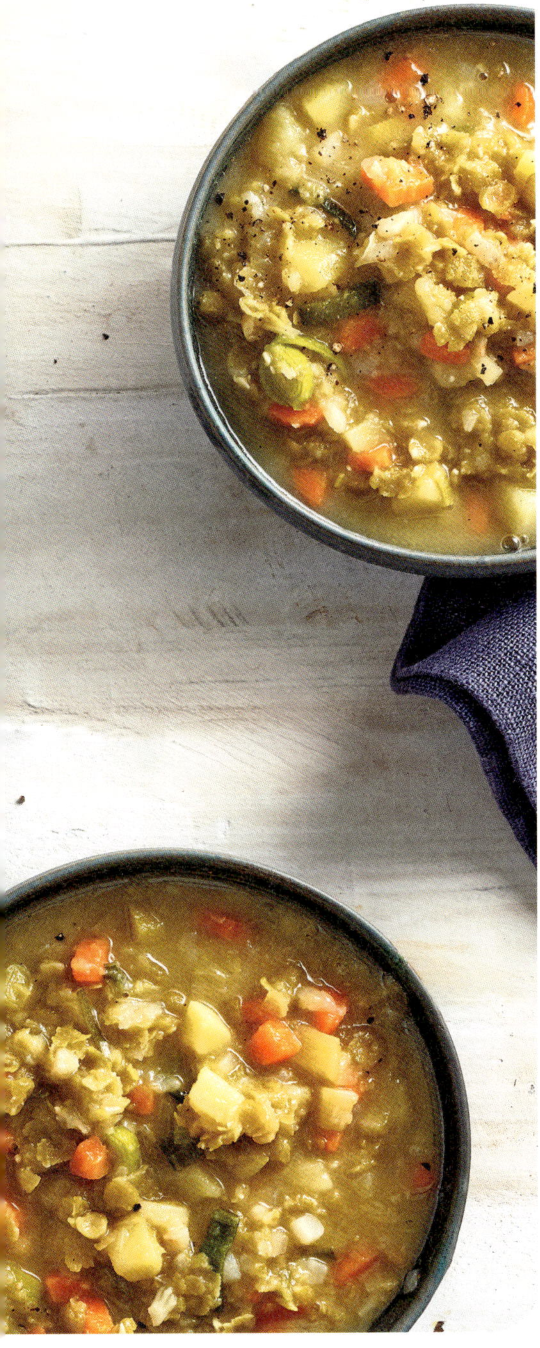

Erbsensuppe

Für 4 Personen
15 Min. plus 1 Std. 20 Min. Kochzeit

2 Zwiebeln • 100 g Knollensellerie • 100 g Möhren • 150 g festkochende Kartoffeln • 150 g Lauch • 1–2 EL Raps- oder Olivenöl • 200 g Schälerbsen • 2 geh. TL gekörnte Gemüsebrühe • 1/4 TL Salz

- Zwiebeln, Sellerie, Möhren und Kartoffeln schälen und in Würfel schneiden. Lauch waschen und in Ringe schneiden.

- Öl in einem großen Topf erhitzen und Gemüse und Zwiebeln darin 2 Minuten anschwitzen.

- 900 ml Wasser, Schälerbsen, Gemüsebrühe und Salz zugeben. Kurz aufkochen und bei mittlerer Hitze ca. 1 Std. 20 Minuten köcheln lassen. Noch einmal abschmecken.

Mein Tipp Schälerbsen sind schneller zubereitet, andere getrocknete Erbsen müssen vorab eingeweicht werden.

Mallorquinische Fischsuppe

Für 4 Personen
40 Min.

- 1 Zwiebel
- 1 Knoblauchzehe
- 2 TL Olivenöl
- 200 g Tomaten
- 100 g Knollensellerie
- 150 g Möhren
- 200 ml trockener Weißwein (optional)
- 150 g Lauch
- 20 g Tomatenmark
- 1 geh. TL gekörnte Gemüsebrühe
- 400 g Fischfond
- ½ TL frisch gepresster Zitronensaft
- 350 g Fischfilet (z. B. Kabeljau, Dorsch oder Zander)

● Zwiebel und Knoblauch schälen und fein würfeln.

● Öl in einem Topf erhitzen und Zwiebel und Knoblauch darin anschwitzen. Tomaten waschen, Sellerie und Möhren schälen. Tomaten, Sellerie und Möhren in Würfel schneiden und kurz mit anschwitzen.

● Mit 400 ml Wasser und dem Wein aufgießen.

● Lauch waschen, in Ringe schneiden und ebenfalls zugeben. Dann auch Tomatenmark, Gemüsebrühe, Fischfond und Zitronensaft unterrühren, kurz aufkochen und 15–20 Minuten köcheln lassen.

● Das Fischfilet in mundgerechte Stücke schneiden, in die Suppe geben und max. 4 Minuten köcheln lassen. Der Fisch sollte auf keinen Fall zerkochen.

Mein Tipp Wenn ihr keinen Wein verwenden möchtet, nehmt stattdessen dieselbe Menge Wasser.

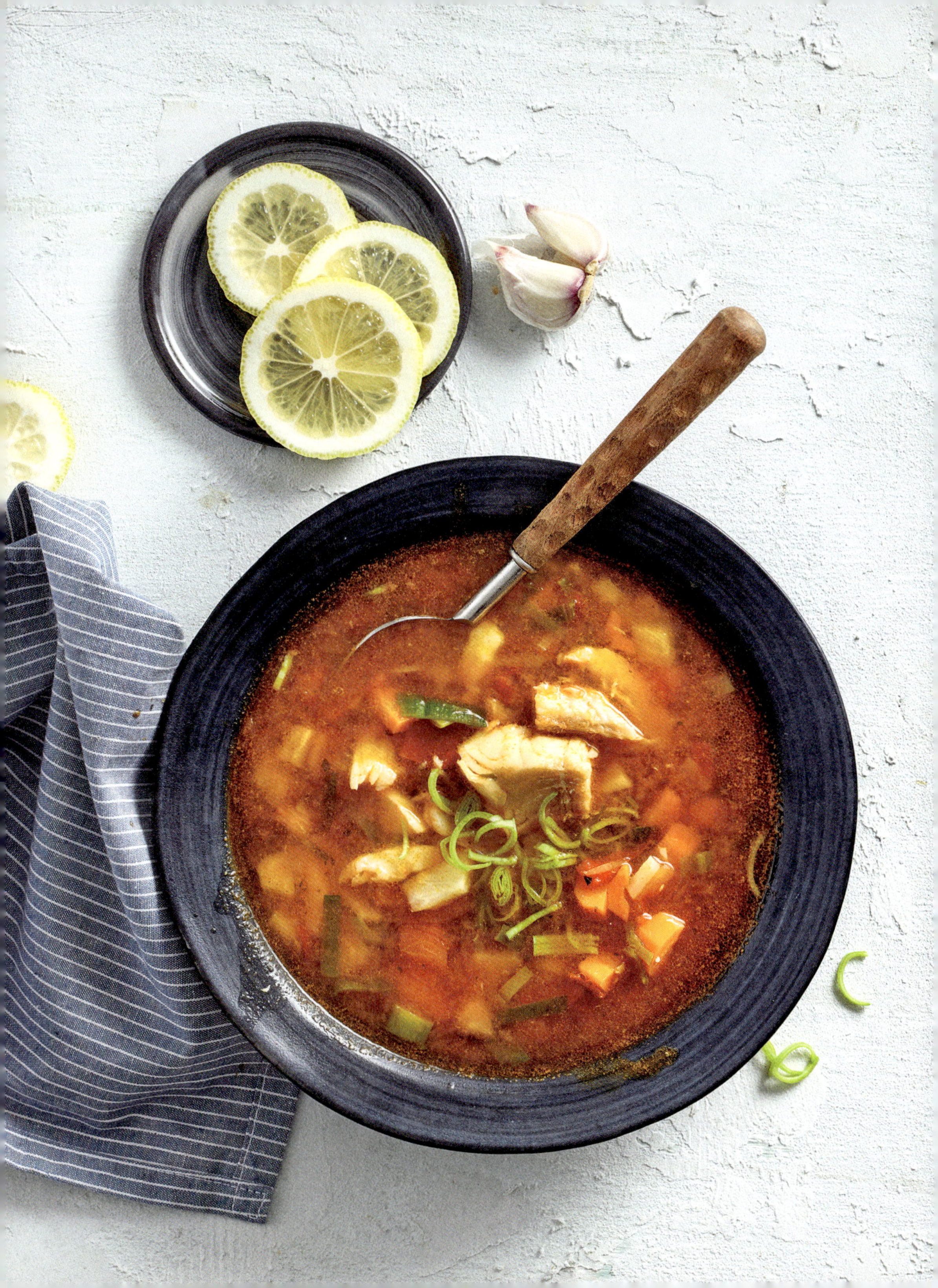

Soljanka

Für 4 Personen
⏲ 2 Std. 30 Min.

- 200 g Kasslerkamm
- 200 g Schweinenacken
- 1 Lorbeerblatt
- 4–5 Pimentkörner
- 200 g Jagdwurst
- 2 rote Paprikaschote
- 3–4 EL Rapsöl
- 3 Knoblauchzehen
- 3 große Zwiebeln
- 200 g roher Schinken
- 150 g Tomatenmark
- 2 TL Sambal Oelek oder scharfer Ajvar
- 1 geh. TL gekörnte Gemüsebrühe
- 1 TL mittelscharfer Senf
- 500 ml Fleischbrühe
- 100 g Gewürzgurken
- 200 g saure Sahne
- 1 Zitrone

● Kasslerkamm und Schweinenacken am Stück mit Lorbeerblatt und Pimentkörnern in einem Topf mit reichlich Wasser kurz aufkochen und 1 Stunde köcheln lassen. Das Fleisch dann herausnehmen und abkühlen lassen.

● Fleisch und Jagdwurst in kleine Würfel schneiden. Paprika halbieren, Samen und Scheidewände entfernen, Paprika waschen und in kleine Würfel schneiden. Fleisch und Paprika nacheinander in einer Pfanne in der Hälfte des Öls anbraten.

● Knoblauch und Zwiebeln schälen und in kleine Würfel schneiden. Schinken ebenfalls in kleine Würfel schneiden. Restliches Öl in einer Pfanne erhitzen und Knoblauch, Zwiebeln und Schinkenwürfel darin anschwitzen.

● Dann in den Topf geben und zuerst Fleisch, Wurst und Paprika, dann Tomatenmark, Sambal Oelek, Gemüsebrühe, Senf, Fleischbrühe und einen guten Schuss Gurkenwasser zugeben. Alles verrühren und kurz aufkochen lassen. Hitze reduzieren und alles unter gelegentlichem Rühren ca. 1 Std köcheln lassen.

● Gewürzgurken klein schneiden und kurz vor Ende der Garzeit zufügen. Zitrone in Scheiben schneiden.

● Die Suppe auf Teller verteilen, einige Kleckse saure Sahne daraufgeben und mit je einer Zitronenscheibe garnieren.

Rote-Linsen-Suppe

Für 4 Personen
30 Min.

120 g Zwiebeln • 4 Knoblauchzehen • 1–2 EL Olivenöl • 1 Dose stückige Tomaten (400 g) • 1–2 EL Tomatenmark • 2 geh. TL Gemüsebrühpulver • ¾ TL Salz • ½ TL Pfeffer • 200 g rote Linsen • Petersilie zum Garnieren

- Zwiebeln und Knoblauch schälen und in Würfel schneiden.
- Öl in einem Topf erhitzen und Zwiebeln und Knoblauch darin glasig dünsten. Mit 500 ml Wasser aufgießen.
- Die übrigen Zutaten zugeben, kurz aufkochen lassen und ca. 20 Minuten köcheln lassen.
- Abschmecken und mit Petersilie garnieren.

Tomatensuppe del Papa

Für 4 Personen
30 Min.

1 Zwiebel • 1 Knoblauchzehe • 30 ml Olivenöl • 800 g Tomaten • 100 g Tomatenmark • 1 Prise Zucker • 1 TL Salz • Pfeffer • 1 TL getrocknetes Basilikum • 1 TL getrockneter Oregano • 1 TL gekörnte Gemüsebrühe

- Zwiebel schälen und in Würfel schneiden, Knoblauch schälen und fein hacken.
- Das Öl in einem Topf erhitzen und Zwiebeln und Knoblauch darin andünsten. Die Tomaten waschen und in Stücke schneiden.
- 350 ml Wasser, Tomaten, Tomatenmark, Zucker, Salz, Pfeffer, Basilikum, Oregano und Gemüsebrühe zugeben.
- Kurz aufkochen und bei schwacher Hitze 5 Minuten köcheln lassen. Mit einem Pürierstab 30 Sekunden pürieren. Suppe nochmals abschmecken.

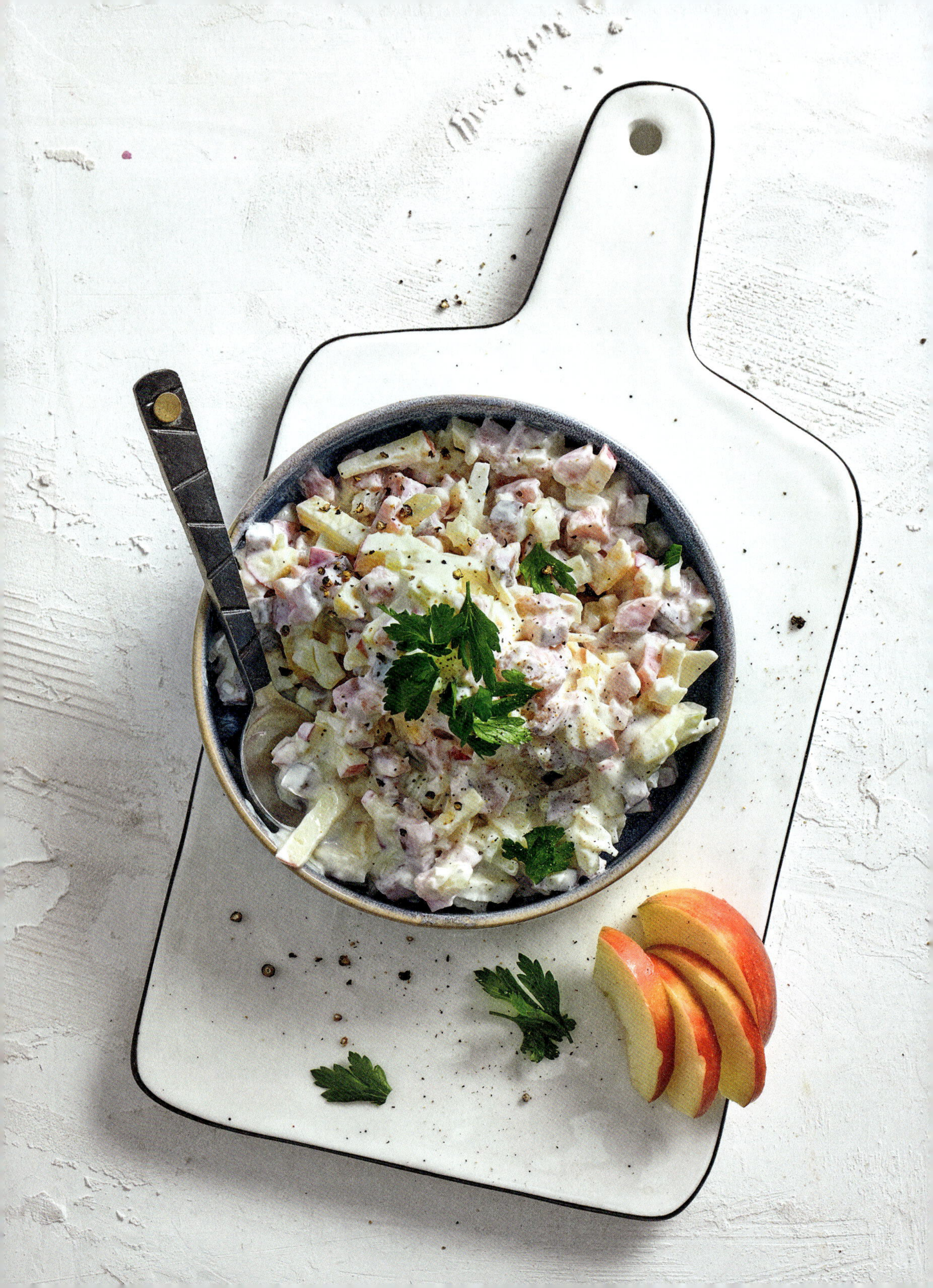

Heringstipp

Für 4 Personen
10 Min. plus 1 Std. Ziehzeit

250 g Matjesfilets • 1 Zwiebel • 1 Apfel • 200 g saure Sahne • 2 EL Essig • 1 EL Rapsöl • Salz • Pfeffer

- Matjesfilets in kleine Würfel schneiden.
- Zwiebel schälen, Apfel waschen, vierteln, vom Kerngehäuse befreien und beides fein würfeln.
- Matjes, Zwiebel und Apfel in eine Schüssel geben, saure Sahne, Essig und Öl hinzufügen, alles gut vermengen und mit Salz und Pfeffer abschmecken.
- Den Heringstipp mindestens 1 Stunde im Kühlschrank ziehen lassen.
- Vor dem Servieren nochmals abschmecken und nach Bedarf nachwürzen.

Das passt dazu Bratkartoffeln.

Italienischer Brotsalat

Für 4 Personen
20 Min.

50 ml Olivenöl • 250 g Vollkornbrot • 1 Knoblauchzehe • 1 Zwiebel • 1 EL Senf • 1 EL Balsamicoessig • ½ TL getrocknete Kräuter der Provence • Salz • Pfeffer • 30 g Rucola • 250 g Kirschtomaten • 100 g Parmesan

- 1 EL Öl in einer Pfanne erhitzen. Vollkornbrot in Würfel schneiden, darin anrösten und in eine Schüssel geben.
- Knoblauch und Zwiebel schälen, fein würfeln und in die Schüssel mit dem Brot geben.
- Senf, Balsamico, Kräuter der Provence und restliches Olivenöl cremig rühren. Mit Salz und Pfeffer abschmecken.
- Rucola waschen, trocken schütteln und ebenfalls in die Schüssel geben.
- Die Kirschtomaten waschen, halbieren und zu den übrigen Zutaten geben.
- Das Dressing vorsichtig unterheben, den Parmesan über den Salat hobeln und sofort servieren.

« Heringstipp

Linsensalat

Für 4 Personen
⏲ 20 Min.

200 g rote Linsen • 200 g Feldsalat • 4 Tomaten • 8 Stiele krause Petersilie • 2 Schalotten • 4 EL Weißweinessig • Salz • Pfeffer • 1 Prise Zucker • 5 EL Rapsöl

- Linsen in einem Sieb gründlich abspülen und in 500 ml Wasser ca. 10 Minuten garen. In einem Sieb abgießen, kalt abspülen und gut abtropfen lassen.

- Feldsalat waschen und trocken schleudern. Tomaten waschen, vierteln, Kerne entfernen, Kerne und Saft dabei auffangen. Das Fruchtfleisch in Streifen schneiden, Petersilie waschen, trocken schütteln und die Blätter hacken.

- Schalotten schälen und in sehr kleine Würfel schneiden. Tomatenkerne und -saft, Essig, Salz, Pfeffer und Zucker verrühren.

- Das Öl nach und nach hinzufügen und unterrühren. Dann Linsen, Tomaten und Petersilie mit der Vinaigrette mischen, eventuell mit Salz und Pfeffer nachwürzen.

- Feldsalat auf 4 Teller verteilen und den Linsensalat darauf anrichten. Sofort servieren.

Basischer Kartoffelsalat

Für 4 Personen
⏲ 15 Min. plus Ruhezeit über Nacht und 4 Std. Ziehzeit

1 kg festkochende Kartoffeln • Salz • 1 rote Zwiebel • 3 mittelgroße Gewürzgurken • 50 g Mandeln • 1–2 Knoblauchzehen • frisch gepresster Saft von 1 Zitrone • 6 EL Rapsöl • Pfeffer • 1 TL Senf • 1 Bund Petersilie

- Die Kartoffeln am Vortag in reichlich Salzwasser kochen. Abgießen und noch warm pellen. Dann über Nacht kalt stellen.

- Am nächsten Tag Kartoffeln in Scheiben schneiden und in eine Schüssel geben.

- Zwiebel schälen und würfeln, Gurken würfeln. Beides zu den Kartoffeln in eine Schüssel geben.

- Mandeln hacken und zu den Kartoffeln geben. Knoblauch schälen und durch die Knoblauchpresse drücken. Mit Zitronensaft, Öl, Salz, Pfeffer und Senf zu einem Dressing verrühren und zu den übrigen Zutaten in die Schüssel geben.

- Petersilie waschen, trocken schütteln, hacken und zugeben. Alles gut vermischen. 3–4 Stunden ziehen lassen.

Mein Tipp Durch das Abkühlen über Nacht entwickeln die Kartoffeln die blutzuckerfreundliche resistente Stärke.

Tomatensalat

Für 4 Personen
15 Min. plus 2 Std. Ziehzeit

800 g Tomaten • 1 große Zwiebel • 3 EL Olivenöl • 2–3 EL Kräuteressig • Salz • Pfeffer • 1 Prise Zucker • 1 Bund Dill

- Tomaten waschen, in kleine Stücke schneiden und in eine Schüssel geben. Zwiebel schälen und in Würfel schneiden.

- Zwiebel zu den Tomaten geben und mit Olivenöl, Kräuteressig, Salz, Pfeffer und Zucker abschmecken.

- Dill waschen, trocken schütteln, fein hacken und vorsichtig unterheben. 2 Stunden ziehen lassen.

Weißkrautsalat

Für 4 Personen
15 Min. plus 30 Min. Ziehzeit

1 kg Weißkohl • 50 ml Rapsöl • 150 ml Wein- oder Kräuteressig • 1 TL Salz • 1 Prise Zucker • ½ TL Pfeffer

- Kohl waschen, den Strunk herausschneiden und den Kohl klein schneiden (evtl. mithilfe der Küchenmaschine).

- Kohl in eine Schüssel geben.

- Rapsöl, Essig, Salz, Zucker und Pfeffer zugeben und gut vermischen. Eventuell nachwürzen. 30 Minuten ziehen lassen.

VEGETARISCHE HAUPTGERICHTE

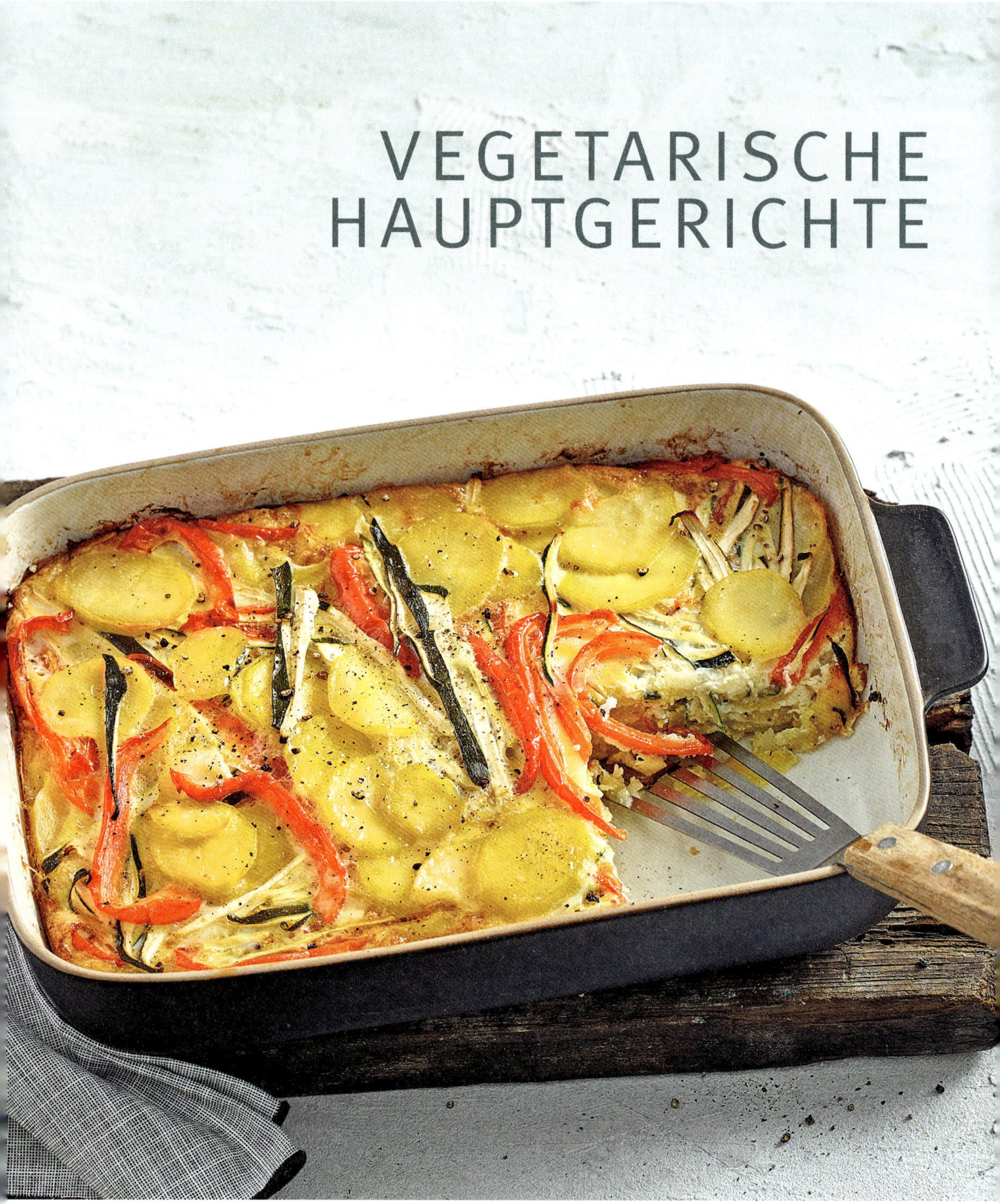

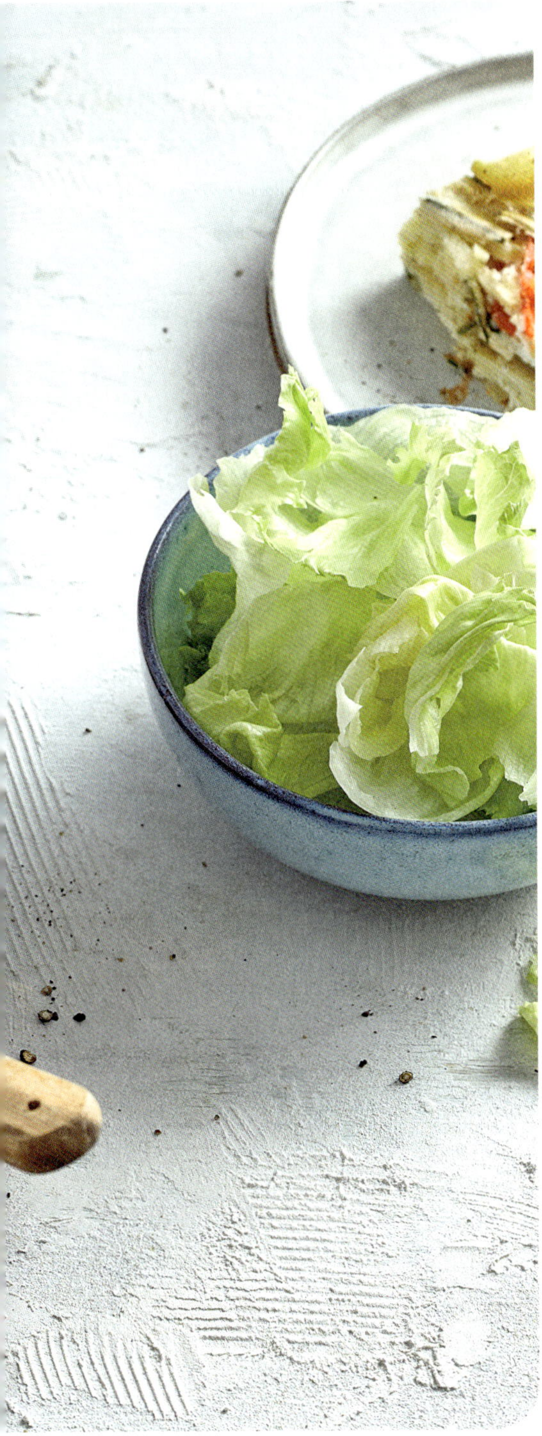

Gemüsetortilla

Für 4 Personen
30 Min. plus Ruhezeit über Nacht und 1 Std. Backzeit

800 g festkochende Kartoffeln • Salz • 1 Knoblauchzehe • 350 g Zucchini • 1 rote Paprikaschote • 10 Eier • ½ TL Pfeffer • Fett für die Form

- Kartoffeln am Vorabend schälen und in dünne Scheiben schneiden. In 2 EL kochendem Salzwasser bissfest garen. Über Nacht in den Kühlschrank stellen.

- Knoblauch schälen und fein würfeln. Zucchini waschen und in feine Streifen schneiden. Paprika halbieren, Samen und Scheidewände entfernen, Fruchtfleisch waschen und in feine Streifen schneiden.

- Eier in einer Schüssel aufschlagen und mit Salz, Pfeffer, Knoblauch, Zucchini- und Paprikastreifen verrühren.

- Backofen auf 180 °C vorheizen. Eine Auflaufform einfetten. Kartoffelscheiben mit der Eimasse in die Auflaufform geben und im vorgeheizten Ofen ca. 1 Stunde backen, bis die Masse gestockt ist.

- Kurz abkühlen lassen, dann in Stücke schneiden.

Das passt dazu grüner Salat.

Champignon-Zwiebel-Pfanne

Für 4 Personen

40 Min.

1 kg Champignons • 8 Zwiebeln • 3–4 EL Olivenöl • ½ Bund Petersilie • Salz • Pfeffer

- Champignons putzen und in mundgerechte Stücke schneiden. Zwiebeln schälen und in Ringe schneiden

- Olivenöl in einer großen Pfanne erhitzen und Zwiebeln und Pilze zusammen ca. 30 Minuten dünsten. Gelegentlich umrühren.

- Nach Bedarf salzen und pfeffern. Petersilie waschen, trocken schütteln und über die Pilze geben.

Mein Tipp Zu diesem Gericht braucht ihr eigentlich keine Beilagen. Wenn ihr aber eine haben möchtet, empfehle ich euch Fisch, Fleisch oder beispielsweise Bratkartoffeln (am besten mit über Nacht abgekühlten gekochten Kartoffeln, um resistente Stärke zu erhalten).

Bauernfrühstück

Für 1 Person

50 Min. plus Ruhezeit über Nacht

5 festkochende Kartoffeln • 1 Zwiebel • 1–2 Knoblauchzehen • 1–2 EL Öl • 2–3 Eier • Salz • Pfeffer • einige Petersilienstiele

- Kartoffeln am Vortag in Salzwasser kochen und abkühlen lassen.

- Zwiebel und Knoblauch schälen und klein schneiden. Öl in einer Pfanne erhitzen und Zwiebel und Knoblauch darin anschwitzen.

- Eier in einer Tasse mit einen Schuss Wasser verquirlen, salzen und pfeffern.

- Kartoffeln in Scheiben schneiden, zu den Zwiebeln und dem Knoblauch geben und mitdünsten. Ab und zu wenden. Wenn alles schön goldgelb gebrutzelt ist, in eine Hälfte der Pfanne schieben.

- Das verquirlte Ei über die Masse gießen. Das Ei läuft auch in die leere Hälfte der Pfanne.

- Nachdem das Ei gestockt ist, mit einem Pfannenwender über die volle Hälfte schlagen und auf einen Teller legen. Petersilie waschen, trocken schütteln und hacken. Das Bauernfrühstück damit bestreuen.

Pellkartoffeln mit Kräuterquark

Für 4 Personen
⏲ 50 Min. plus Ruhezeit über Nacht

1 kg festkochende Kartoffeln • Salz • Kräuter nach Wahl (Petersilie, Thymian, Kräuter der Provence; frisch oder TK) • 800 g Magerquark • etwas kohlensäurehaltiges Mineralwasser • 4 EL Olivenöl oder Leinöl

● Kartoffeln in reichlich Wasser mit 1 TL Salz kurz aufkochen und ca. 20 Minuten köcheln, bis sie gar sind. Möglichst warm pellen und nach dem Abkühlen über Nacht in den Kühlschrank stellen.

● Am nächsten Tag den Backofen auf 160 °C vorheizen. Wenn frische Kräuter verwendet werden, diese waschen, trocken schütteln und fein hacken. TK-Kräuter können direkt verwendet werden.

● Den Quark mit ½ TL Salz und den Kräutern verrühren. Nach Wunsch noch nach Lust und Laune würzen.

● Um den Quark ein wenig geschmeidiger zu machen, einen Schuss Mineralwasser hinzugeben und verrühren.

● Oliven- oder Leinöl über den Quark träufeln und zu den Pellkartoffeln servieren.

Haferfrikadellen

Für 4 Personen
⏲ 40 Min.

1 Zucchini • 2 kleine Möhren • 1 Zwiebel • 150 g Haferflocken • 2 EL geschroteter Leinsamen • 2 EL Vollkornmehl • 2 EL Tomatenmark • 150 ml heiße Gemüsebrühe • Salz • Pfeffer • gemahlener Koriander • gemahlener Kreuzkümmel • Paprikapulver • 3 EL Rapsöl

● Zucchini waschen, Möhren und Zwiebel schälen und alles mit einer Küchenmaschine oder Reibe fein reiben.

● Gemüse mit Haferflocken, Leinsamen, Vollkornmehl und Tomatenmark in einer Schüssel vermischen. Mit der heißen Gemüsebrühe aufgießen und nochmals mischen.

● Mit Salz, Pfeffer, Koriander, Kreuzkümmel und Paprikapulver würzen und zu Frikadellen formen.

● Öl in einer Pfanne erhitzen und die Frikadellen bei mittlerer Hitze beidseitig darin anbraten. Bei schwacher Hitze ca. 10 Minuten garen. Vorsicht, bei zu starker Hitze verbrennen Haferflocken leicht und werden ziemlich dunkel!

Das passt dazu Tomatensauce oder ein Kräuterquark.

Auberginen-Tomaten-Türmchen mit Basilikumschaum

Für 4 Personen
50 Min.

- 2 Auberginen
- 6 Tomaten
- 4 Kugeln Mozzarella
- Salz
- Pfeffer
- Kräuter der Provence
- Olivenöl zum Beträufeln

Für den Basilikumschaum:
- 200 g Crème fraîche
- 1 Bund Basilikum

● Den Backofen auf 200 °C vorheizen. Auberginen und Tomaten waschen, Mozzarella abtropfen lassen. Auberginen, Tomaten und Mozzarella in jeweils 28 Scheiben schneiden.

● Alle Scheiben mit Salz, Pfeffer und Kräutern der Provence würzen.

● Die Scheiben in einer großen Auflaufform zu 14 Türmchen schichten, in der Reihenfolge Aubergine, Tomate, Mozzarella, Aubergine, Tomate und Mozzarella. Mit etwas Olivenöl beträufeln.

● Im vorgeheizten Backofen ca. 30 Minuten überbacken.

● Für den Basilikumschaum Basilikum waschen, trocken schütteln und die Blättchen abzupfen.

● Crème fraîche und Basilikumblättchen ca. 15 Sekunden mit einem Pürierstab aufschäumen.

● Die Türmchen auf den Tellern anrichten und den Basilikumschaum mit einem Löffel über die Türmchen geben.

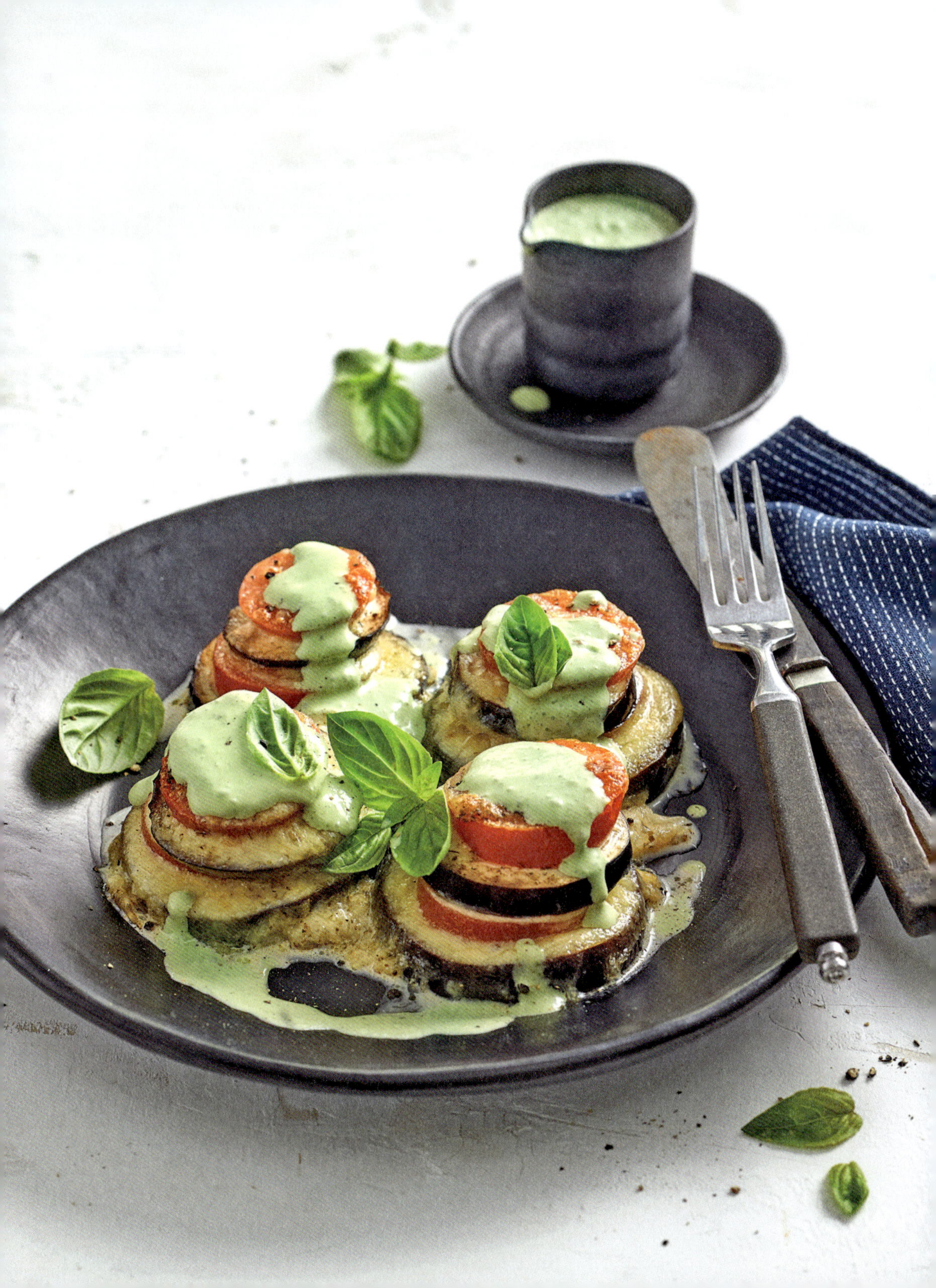

Gebackener Feta

Für 4 Personen
30 Min.

600 g Feta • 1 Paprikaschote • 8 kleine Strauchtomaten • 2 rote Zwiebeln • 1–2 Knoblauchzehen • 4 EL Olivenöl • Kräuter nach Belieben

- Den Backofen auf 200 °C vorheizen. Feta in eine feuerfeste Form geben. Paprika halbieren, Samen und Scheidewände entfernen, das Fruchtfleisch waschen und in mundgerechte Stücke schneiden. Tomaten waschen und vierteln. Zwiebeln schälen und in Ringe schneiden, Knoblauch schälen und in Stifte schneiden. Alles mit in die Form geben.

- Feta und Gemüse mit dem Olivenöl beträufeln. Alles im vorgeheizten Backofen in ca. 20 Minuten goldgelb backen.

- Abschließend Kräuter nach Belieben über den gebackenen Feta geben.

Das passt dazu 1 Scheibe Vollkornbrot oder 1 Vollkornbrötchen.

Gebackene weiße Bohnen

Für 4 Personen
45 Min. plus 20 Min. Backzeit und Einweichzeit über Nacht

800 g getrocknete weiße Bohnen • Salz • 1 Zwiebel • 2 Knoblauchzehen • 4 EL Olivenöl • 400 g stückige Tomaten (Dose) • Pfeffer • rosenscharfes Paprikapulver • Kräuter der Provence • 150 g Feta

- Bohnen waschen und über Nacht einweichen.

- Am nächsten Tag in reichlich Wasser in ca. 30 Minuten bissfest garen. Nochmals abspülen, salzen und beiseitestellen.

- Zwiebel und Knoblauch schälen und in feine Würfel schneiden. Den Backofen auf 200 °C vorheizen.

- Olivenöl in einer Pfanne erhitzen und Zwiebeln und Knoblauch darin anschwitzen. Tomaten zugeben und 5 Minuten köcheln lassen. Mit Salz, Pfeffer, Paprika und Kräutern würzen.

- Bohnen zugeben und unterheben. Alles auf feuerfeste Formen verteilen.

- Feta darüber zerbröseln und im vorgeheizten Backofen 20 Minuten backen. Danach noch mit ein paar Kräutern bestreuen.

Graupen-Gemüse-Risotto

Für 4 Personen
45 Min. plus Ruhezeit über Nacht

300 g Graupen • Salz • 300 g Paprikaschoten (grün, rot, gelb, orangefarben) • 1 Zwiebel • 3 EL Rapsöl • Pfeffer • ½ Bund Petersilie

- Graupen gründlich in einem Sieb abspülen. Nach Packungsanweisung in reichlich Salzwasser garen. Danach mehrmals in einem Sieb unter fließendem Wasser spülen. Über Nacht stehen lassen.

- Paprika halbieren, Samen und Scheidewände entfernen, das Fruchtfleisch waschen und in kleine Stücke schneiden. Zwiebel schälen und in feine Würfel schneiden.

- Rapsöl erhitzen und Zwiebel darin anschwitzen. Paprika zugeben und bei mittlerer Hitze ca. 20 Minuten garen. Danach auch die Graupen hinzugeben und alles bei mittlerer Hitze weiter köcheln lassen. Mit Salz und Pfeffer abschmecken

- Petersilie waschen, trocken schütteln und fein hacken. Graupen-Gemüse-Risotto auf Teller geben und mit Petersilie bestreuen.

Mein Tipp Auch bei Graupen entsteht durch die nächtliche Ruhezeit resistente Stärke.

Oliven in Tomatensauce

Für 4 Personen
25 Min.

2–3 Knoblauchzehen • 4 EL Olivenöl • 1 TL edelsüßes Paprikapulver • 1 TL rosenscharfes Paprikapulver • Pfeffer • ½ TL gemahlener Kreuzkümmel • 300 g Tomaten • 100 g Tomatenmark • 300 g Oliven (schwarz oder grün) • 1 TL getrockneter Oregano • ½ Bund Petersilie

- Knoblauch schälen, fein würfeln und in einen Topf geben. Olivenöl, Paprikapulver, Pfeffer und Kreuzkümmel dazugeben und alles zusammen kurz anrösten.

- Tomaten waschen, in Stücke schneiden und mit dem Tomatenmark in den Topf geben. Ca. 10 Minuten köcheln lassen.

- Danach Oliven und Oregano zugeben und unter ständigem Rühren 2 Minuten weiter köcheln lassen.

- Petersilie waschen, trocken schütteln, fein hacken, in den Topf geben und vermischen.

Das passt dazu Gebackene (Süß-)Kartoffeln.

Kichererbsenletscho

Für 4 Personen
⏱ 40 Min.

- 250 g Zwiebeln
- 3 Knoblauchzehen
- 1 Scheibe frischer Ingwer
- 1 EL Olivenöl
- 500 g rote und grüne Paprikaschoten
- 600 g Tomaten
- 800 g Kichererbsen (1 große Dose)
- 50 g Tomatenmark
- 1 Schuss Weißwein nach Bedarf
- ½ TL edelsüßes Paprikapulver
- 1 TL Salz
- ½ TL frisch gemahlener schwarzer Pfeffer
- 1 TL getrockneter Oregano
- 1 TL getrockneter Thymian
- 1 TL getrocknetes Bohnenkraut
- 1 TL gekörnte Gemüsebrühe
- 1 Spritzer frisch gepresster Zitronensaft
- ½ Bund Petersilie

● Zwiebeln, Knoblauch und Ingwer schälen und in feine Würfel schneiden.

● Olivenöl in einem Topf erhitzen und Zwiebel, Knoblauch und Ingwer darin anschwitzen.

● Paprika halbieren, Samen und Scheidewände entfernen, das Fruchtfleisch waschen und in mundgerechte Stücke schneiden. Tomaten waschen und ebenfalls in mundgerechte Stücke schneiden. Kichererbsen in einem Sieb abwaschen und abtropfen lassen.

● Beides zusammen mit dem Tomatenmark zu den Zwiebeln geben und andünsten. Mit einem Schuss Weißwein oder Wasser ablöschen. Dann alle weiteren Zutaten bis auf Zitronensaft und Petersilie zugeben, aufkochen und ca. 15 Minuten bei schwacher Hitze köcheln lassen.

● Anschließend den Zitronensaft zugeben und verrühren. Alles noch einmal abschmecken.

● Petersilie waschen, trocken schütteln und fein hacken. Direkt auf die Teller mit dem Letscho geben.

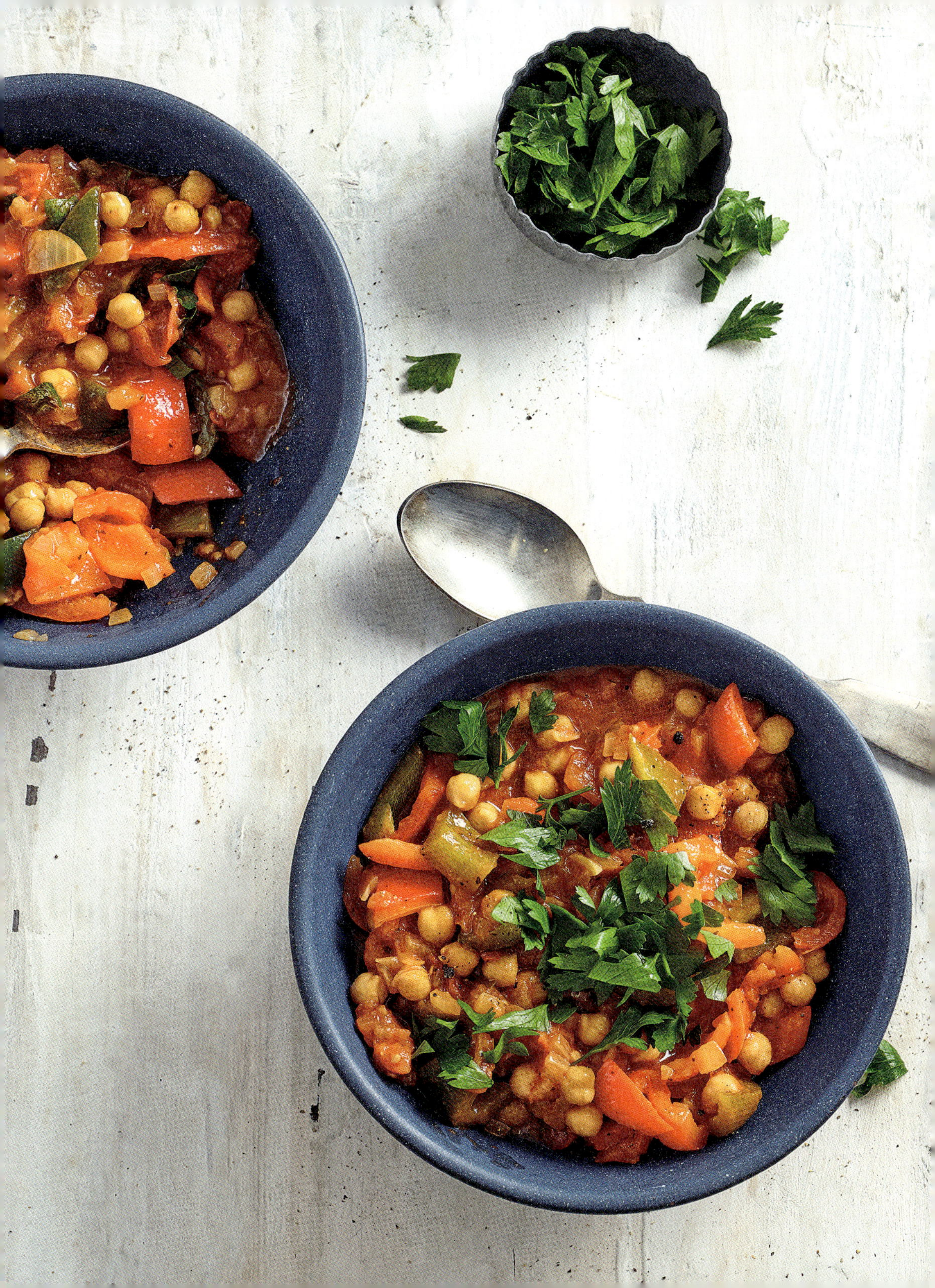

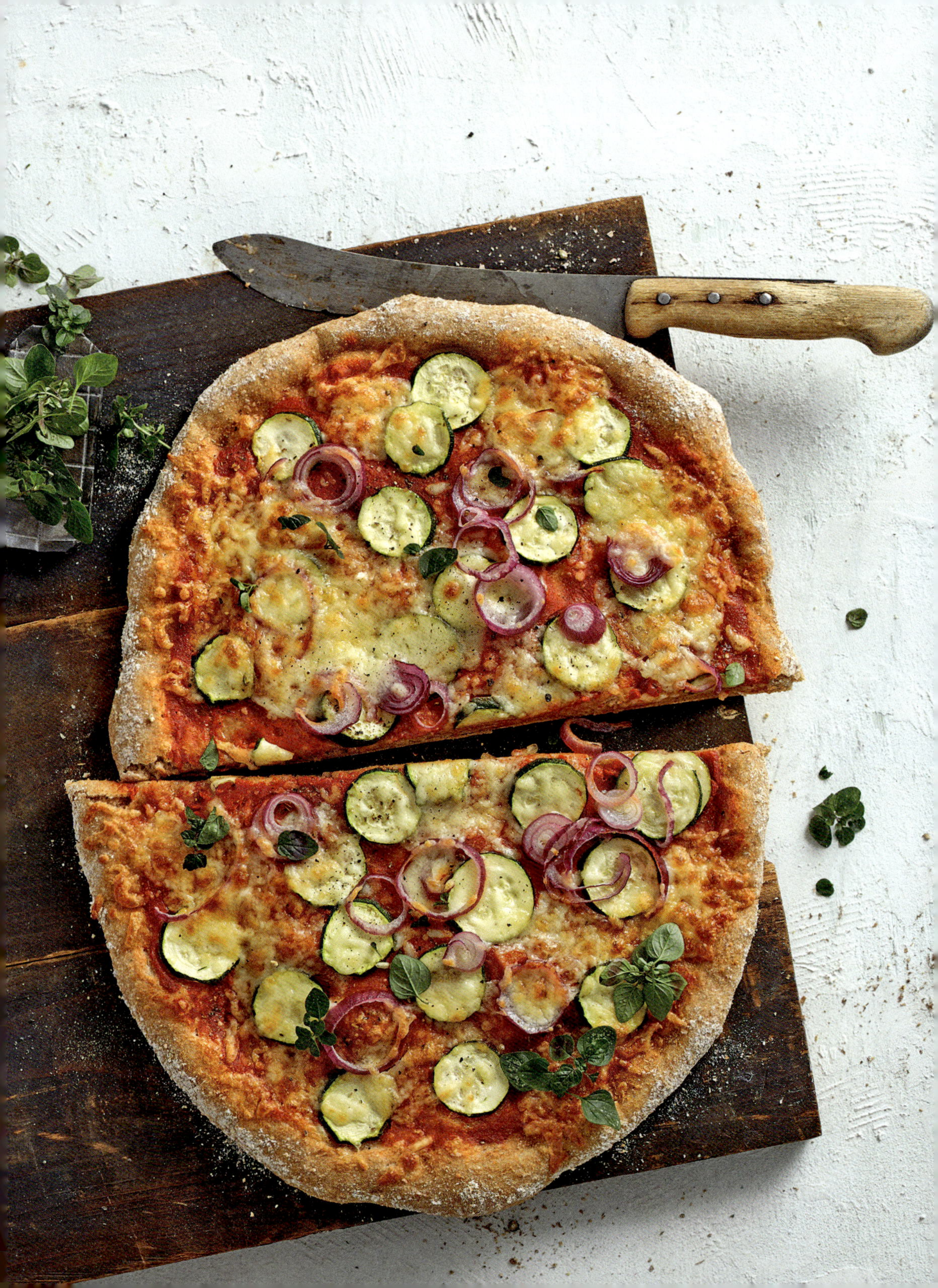

Vollkornpizza

Für 4 Personen
15 Min. plus Gehzeit über Nacht und 25 Min. Backzeit

- 30 ml Olivenöl plus etwas für die Schüssel
- 10 g frische Hefe
- ½ TL Zucker
- 400 g Vollkornmehl (Dinkel oder Weizen)
- 1 TL Salz
- Belag nach Wahl (Gemüse, Thunfisch, Salami etc.)
- 60 g geriebener Käse

Für die Pizzasauce:
- 500 ml passierte Tomaten
- 1–2 Knoblauchzehen
- 2 EL Oregano
- Salz
- 1 Prise Zucker

● Eine große Schüssel leicht mit Olivenöl einfetten. Hefe in 260 ml lauwarmem Wasser mit dem Zucker auflösen. Dann mit Mehl und Salz gut verkneten – entweder mit einer Küchenmaschine oder mit Muskelkraft.

● Teig zu einer Kugel formen und mit Frischhaltefolie abdecken. Am besten über Nacht im Kühlschrank stehen lassen. Das Volumen sollte sich verdoppeln.

● Am nächsten Tag zuerst die Pizzasauce zubereiten: Passierte Tomaten in einen Topf geben. Knoblauchzehen schälen und hacken oder durch die Presse drücken und zu den passierten Tomaten geben. Oregano, Salz und Zucker hinzufügen und kurz aufkochen lassen.

● Den Teig auf ein mit Backpapier belegtes Blech geben. Mit den Fingerspitzen von der Mitte zu den Rändern drücken und vorsichtig ziehen. Den Backofen auf 230 °C vorheizen.

● 50 ml der Pizzasauce auf den Teig streichen.

● Pizza nach Wunsch belegen, mit Käse bestreuen und 20–25 Minuten im vorgeheizten Ofen backen.

Meine Tipps Von der Pizzsasauce bleibt der größte Teil übrig, den ihr entweder für den Vorrat einfrieren könnt oder innerhalb von zwei Tagen verbrauchen solltet.
Wenn es schneller gehen soll, dann nehmt 20 g Hefe. Damit ist der Teig turbomäßig nach einer Stunde einsatzbereit. Auf den Kühlschrank verzichten wir dabei.

HAUPTGERICHTE MIT FLEISCH UND FISCH

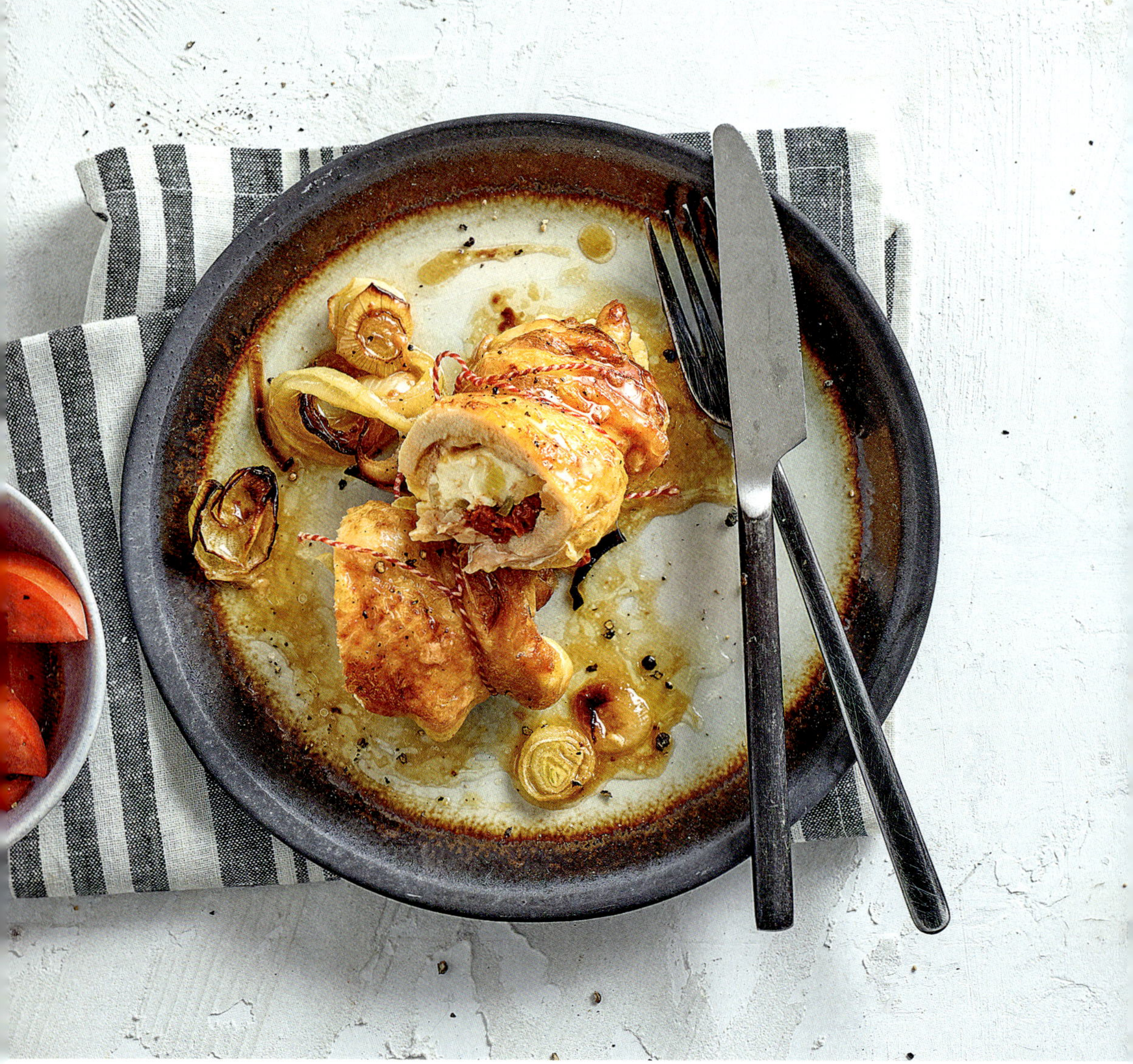

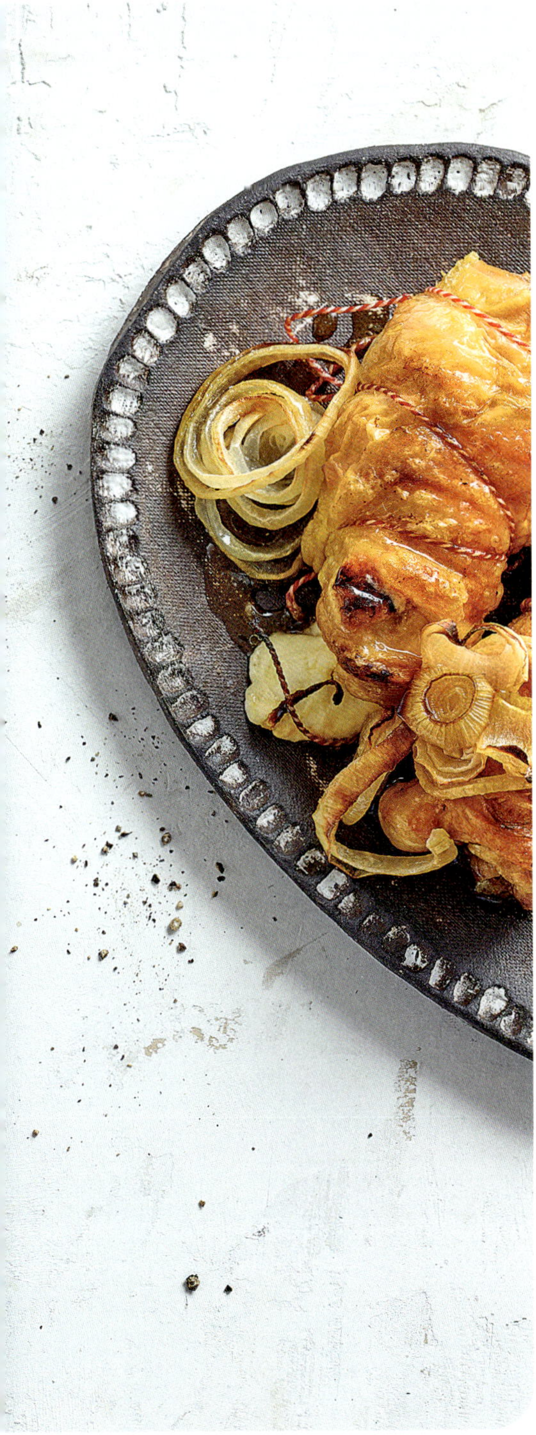

Gefüllte Hähnchenschenkel vom Grill

Für 4 Personen
⏲ 10 Min. plus 30 Min. Grillzeit

4 ausgelöste Hähnchenschenkel • Salz • 125 g Feta • 4 Knoblauchzehen • 4 Zwiebeln • 4 getrocknete Tomaten • Pfeffer • 4 EL Olivenöl

- Die Hähnchenschenkel innen und außen salzen, den Feta in 8 gleich große Stücke schneiden, Knoblauch und Zwiebeln schälen. Zwiebeln in Ringe schneiden.

- Hähnchenschenkel mit je 1 getrockneten Tomate, 1 Knoblauchzehe, je einem Viertel der Zwiebelringe und 2 Fetawürfeln füllen. Mit Küchengarn binden.

- Auf dem Grill scharf angrillen, dann 20–30 Minuten indirekt grillen.

Das passt dazu Vollkornreis oder -pasta, Gemüse oder Salat nach Wahl.

Gemüsespaghetti mit Köfte

Für 4 Personen
40 Min.

- 200 g Zucchini
- 200 g Rote Bete
- 200 g Möhren
- 200 g Kohlrabi
- Salz
- 2 EL Rapsöl (evtl. etwas mehr)
- 1 Zwiebel
- Pfeffer
- ½ Bund Petersilie
- 4 Köfte vom türkischen Metzger

● Zucchini waschen, Rote Bete, Möhren und Kohlrabi schälen (zum Schälen der Roten Bete am besten Gummihandschuhe tragen, die Roten Beten färben sehr stark.)

● Alles Gemüse mit dem Gemüsespaghettischneider oder Sparschäler in Spaghetti- oder Bandnudelform schneiden.

● Kohlrabi- und Möhrenspaghetti kurz in einem Topf mit kochendem Salzwasser blanchieren, herausnehmen und abtropfen lassen. Danach die Rote-Bete-Spaghetti ebenfalls blanchieren und ebenfalls abtropfen lassen.

● Zwiebel schälen und fein würfeln. Rapsöl in einer großen Pfanne erhitzen und Zwiebel ca. 3 Minuten im heißen Öl dünsten.

● Anschließend zuerst die Zucchininudeln zugeben und bei starker Hitze anbraten, dann die übrigen Gemüsenudeln zugeben und kurz erhitzen. Nach Bedarf salzen und pfeffern.

● Zum Schluss Petersilie waschen, trocken schütteln und fein hacken. Über die Gemüsespaghetti geben.

● Die Köfte entweder grillen oder in etwas Rapsöl in der Pfanne braten. Alles zusammen servieren.

Tipp Wenn ihr es scharf mögt, könnt ihr nach Belieben eine fein gehackte Chilischote mitdünsten.

Djuvec-Reis mit Chorizo

Für 4 Personen
⏲ 1 Std.

100 g Zwiebeln • 1 Knoblauchzehe • 1 rote Paprikaschote • 3 EL Olivenöl • 2 EL edelsüßes Paprikapulver • 1 Tomate • 100 g milder oder scharfer Ajvar • 1 EL Tomatenmark • 1 TL Salz • Pfeffer • 250 g Vollkorn- oder Naturreis • 1 TL körnige Gemüsebrühe • 100 g TK-Erbsen • 4 Chorizo-Würste

- Zwiebeln und Knoblauch schälen und fein würfeln. Paprika würfeln. 2 EL Olivenöl mit dem Paprikapulver in einem Topf erhitzen und Zwiebeln, Knoblauch und Paprika ca. 2 Minuten darin anschwitzen.

- Tomate waschen, in kleine Würfel schneiden und zusammen mit Ajvar, Tomatenmark, Salz, Pfeffer, Reis und Gemüsebrühe in den Topf geben und weitere 2 Minuten dünsten.

- 750 ml Wasser zugeben und umrühren. Erbsen zugeben, Deckel drauf, kurz aufkochen und dann ca. 45 Minuten bei geringer Hitze vor sich hin köcheln lassen.

- Nach 40 Minuten Deckel abnehmen und köcheln, bis das Wasser verkocht ist.

- Die Chorizo in einer Pfanne im restlichen Olivenöl ca. 10 Minuten bei mittlerer Hitze braten und dazu servieren.

Gegrillte Lammkeule

Für 4 Personen
⏲ 15 Min. plus 3 Std. Grillzeit und 24 Std. Marinierzeit

3 Knoblauchzehen • 4 Zwiebeln • 1–2 EL Olivenöl • 1 Lammkeule (2–3 kg; vom Metzger pariert) • Salz • 3 Rosmarinzweige • 10 Thymianstängel • Pfeffer

- Knoblauch und Zwiebeln schälen, grob hacken und pürieren. Olivenöl langsam zugeben und alles zu einer Marinade verrühren.

- Fleisch salzen und mit der Marinade einreiben. In eine Backform geben, die Kräuter über das Fleisch legen und abgedeckt 24 Stunden im Kühlschrank marinieren lassen.

- Fleisch auf dem Grill oder im Backofen 2 ½–3 Stunden indirekt grillen bzw. bei 200 °C backen.

- Nach dem Grillen die Lammkeule nach Belieben mit Pfeffer bestreuen.

Das passt dazu Ofengemüse und ein Knoblauchdip.

Schichtkohl

Für 4 Personen
1 Std.

1 kleiner Weißkohl • Salz • 50 ml Olivenöl • 500 ml Gemüsebrühe, evtl. etwas mehr • Kümmel nach Bedarf • 400 g gemischtes Hackfleisch • Pfeffer

- Den Weißkohl waschen, klein schneiden und nach Bedarf salzen.
- Olivenöl in einem großen Topf erhitzen und den Kohl darin anbraten.
- Mit Gemüsebrühe ablöschen und ca. 45 Minuten bei mittlerer Hitze schmoren lassen. Nach Wunsch etwas Kümmel hinzufügen.
- Das Hackfleisch salzen und in einer Pfanne krümelig braten.
- Hackfleisch zum Kohl geben und den Kohl unter gelegentlichem Rühren weichschmoren. Nach Bedarf weitere Gemüsebrühe oder Wasser zugeben.
- Vor dem Servieren abschmecken und ggf. nachwürzen.

Tipp Geschichtet wird hier zwar nichts, aber geschmacklich unterscheidet sich diese Version kaum vom Klassiker aus dem Ofen, bei dem Kohl und Hackfleisch tatsächlich geschichtet werden.

Tafelspitz

Für 4 Personen
15 Min. plus 45 Backzeit

800 g Tafelspitz • 2 TL Salz • 2 Zwiebeln • 5 EL Rapsöl • 1 Bio-Limette • Thymian

- Tafelspitz parieren und salzen. Backofen auf 175 °C vorheizen.
- Zwiebel schälen und in Ringe schneiden. Rapsöl in einer ofenfesten Pfanne erhitzen und Zwiebeln und Tafelspitz scharf anbraten.
- Die Schale der Limette abreiben und zusammen mit dem Thymian hinzufügen.
- Den Tafelspitz mit den Zwiebeln in den vorgeheizten Ofen geben und ca. 45 Minuten backen. Das Fleisch sollte noch rosa sein.
- Die Limette auspressen und den Saft vor dem Servieren über den Tafelspitz träufeln.

Das passt dazu Ofengemüse.

» Schichtkohl

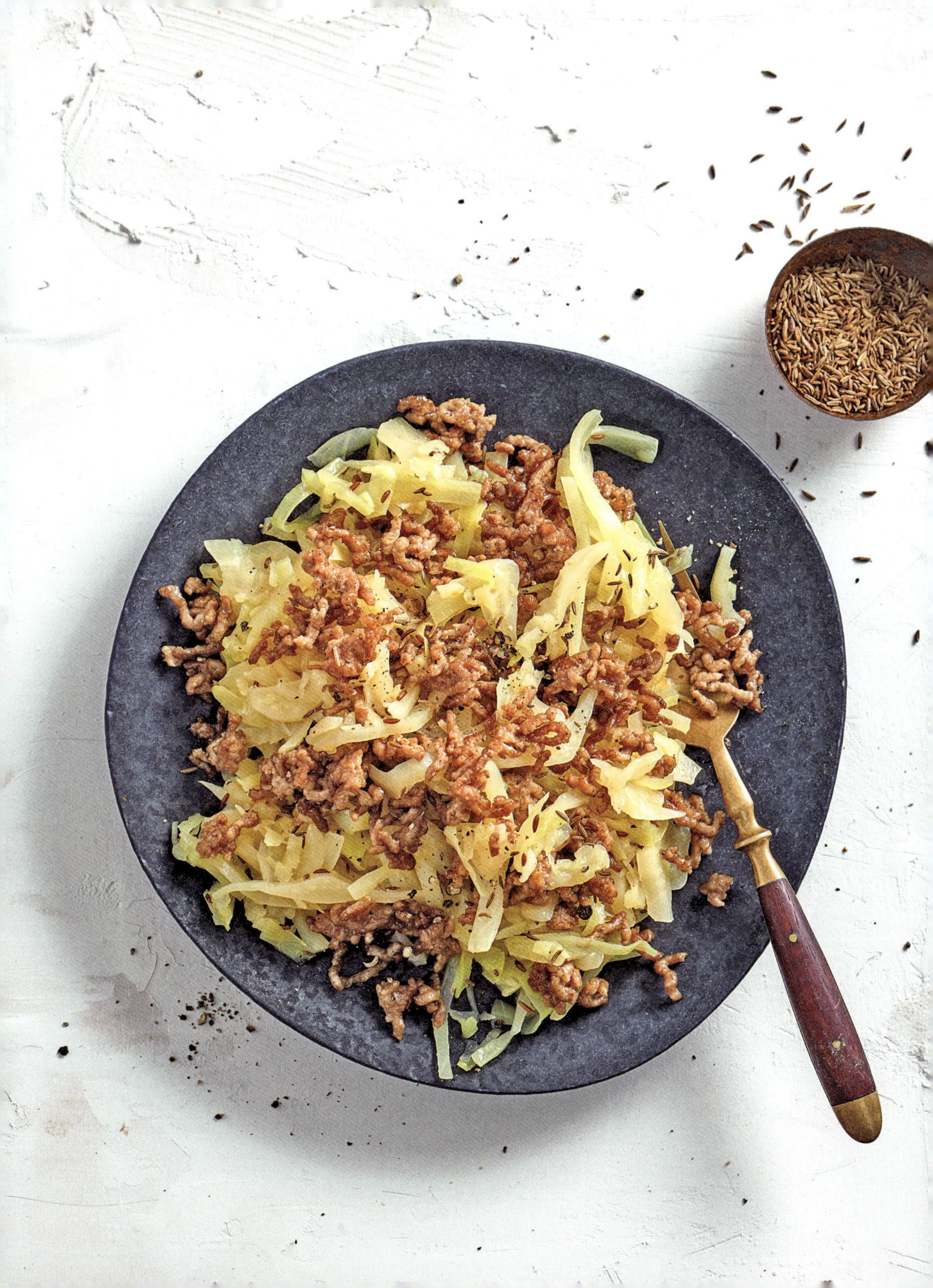

Gegrillte Entenbrust mit Rotkohlsalat

Für 4 Personen
⏲ 30 Min. plus 30 Min. Ziehzeit

1 kg Rotkohl • 50 ml Rapsöl • 150 ml Wein- oder Kräuteressig • 1 TL Salz • 1 Prise Zucker • ½ TL Pfeffer • 4 Entenbrustfilets

- Rotkohl waschen, halbieren, den Strunk herausschneiden, den Kohl in sehr feine Streifen schneiden oder hobeln und in eine Schüssel geben.
- Rapsöl, Essig, Salz, Zucker und Pfeffer zugeben und gut vermischen. Eventuell nachwürzen. 30 Minuten ziehen lassen.
- Die Entenbrust auf der Hautseite einschneiden und mit der Hautseite in eine nicht erhitzte Pfanne legen.
- Kurz scharf anbraten, dann bei mittlerer Hitze ca. 15 Minuten goldbraun werden lassen. Anschließend wenden und 2–3 Minuten auf der anderen Seite braten.
- In Alufolie wickeln und vor dem Servieren ca. 10 Minuten ruhen lassen.

Bratwurst mit Gemüsecurry

Für 4 Personen
⏲ 40 Min.

4 Bratwürste • Öl nach Bedarf
Für das Gemüsecurry:
1 Zwiebel • 1–2 Knoblauchzehen • 4 EL Olivenöl • 800 g Gemüse (z. B. Möhren, Zucchini, Stangensellerie, Fenchel) • 2 TL Tomatenmark • 2 TL gekörnte Gemüsebrühe • 50 ml trockener Weißwein oder Wasser • 400 g stückige Tomaten (Dose) • Pfeffer • Salz • 3 EL Curry • Petersilie

- Die Bratwürste auf dem Grill oder in der Pfanne goldbraun braten. Zwiebel schälen und würfeln, Knoblauch schälen und fein hacken.
- Olivenöl in einer Pfanne erhitzen und Zwiebel und Knoblauch darin anschwitzen.
- Das Gemüse waschen, putzen, in mundgerechte Stücke schneiden, zu den Zwiebeln geben und anrösten. Tomatenmark und gekörnte Gemüsebrühe zufügen und kurz rösten. Mit Weißwein oder Wasser ablöschen.
- Stückige Tomaten mit den Gewürzen in die Pfanne geben und 15–20 Minuten bissfest garen. Gelegentlich umrühren. Petersilie waschen, trocken schütteln und fein hacken. Alles auf Tellern anrichten und mit der Petersilie bestreuen.

Chili con Carne

Für 4 Personen
1 Std.

- 3 EL Rapsöl
- 800 g Rinderhackfleisch
- 2 Zwiebeln
- 2 Knoblauchzehen
- 1 TL Salz
- 1 TL Pfeffer
- 2 TL gemahlener Kreuzkümmel
- 1 Habanero-Chili
- 4 milde Chilischoten
- 100 g Tomatenmark
- 1 Dose stückige Tomaten (400 g)
- 500 ml Rinderbrühe
- 1 grüne Paprikaschote
- 300 g Mais (TK oder Dose)
- 1 kleine Dose Kindneybohnen (225 g)
- 2 TL getrockneter oder frischer Oregano
- 50 g Zartbitter-Schokolade (75 % Kakaoanteil)

● Rapsöl in einem großen Topf erhitzen und das Hackfleisch darin unter gelegentlichem Rühren ca. 15 Minuten krümelig braten.

● Zwiebeln und Knoblauch schälen, fein würfeln und zugeben. Mit Salz, Pfeffer und Kreuzkümmel abschmecken.

● Chilischoten halbieren, Samen und Scheidewände entfernen, das Fruchtfleisch waschen, fein würfeln und zum Gehackten geben. Anschließend Tomatenmark und Dosentomaten unterrühren.

● Mit der Rinderbrühe aufgießen und 10 Minuten bei schwacher Hitze köcheln lassen.

● Währenddessen Paprika halbieren, Samen und Scheidewände entfernen, Fruchtfleisch waschen und in mundgerechte Stücke schneiden. Zusammen mit Mais, Kidneybohnen, und Oregano in die Pfanne geben.

● Zartbitterschokolade in kleine Stücke schneiden und unterrühren. Weitere 10 Minuten köcheln lassen, bis die Schokolade geschmolzen ist.

Das passt dazu Vollkorn- oder Wildreis.

Hähnchenpfanne mit gekochtem Hafer

Für 4 Personen
55 Min.

- 250 g Haferkörner
- 1 Zwiebel
- 2 Knoblauchzehen
- 2 EL Olivenöl
- 400 g Paprikaschoten
- 800 g Hähnchenbrustfilet
- 200 ml Gemüsebrühe
- Salz
- Pfeffer
- rosenscharfes Paprikapulver
- 1 Bund Petersilie

● Den Hafer in einem Topf mit reichlich Wasser (kein Salzwasser) kurz aufkochen lassen und dann ca. 50 Minuten bei mittlerer Hitze bissfest köcheln lassen. Anschließend in ein Sieb abgießen und gründlich spülen.

● In der Zwischenzeit Zwiebel und Knoblauch schälen und in feine Würfel schneiden.

● Das Olivenöl in einer Pfanne erhitzen und Zwiebel und Knoblauch darin anschwitzen.

● Paprikaschote halbieren, Samen und Scheidewände entfernen, das Fruchtfleisch waschen und in mundgerechte Stücke schneiden. Hähnchenbrustfilet ebenfalls in mundgerechte Stücke schneiden. Beides in die Pfanne geben und mit anbraten.

● Mit etwas Gemüsebrühe ablöschen und die restliche Brühe nach und nach zugeben. Alles ca. 15 Minuten garen. Mit Salz, Pfeffer und Paprikapulver abschmecken.

● Den gegarten Hafer mit in die Pfanne geben und unterheben.

● Die Petersilie waschen, trocken schütteln, hacken und zum Schluss über die Hähnchenpfanne geben.

Paprika-Hackfleisch-Pfanne

Für 4 Personen
40 Min.

1 Zwiebel • 500 g gemischtes Hackfleisch • 1 Ei • 2 TL Senf • 1 EL gehackte Petersilie • 2 EL Vollkorn-Paniermehl • 1 TL Salz • Pfeffer • 3 EL Rapsöl zum Braten • 2 Paprikaschoten • 20 g Tomatenmark • 400 g passierte Tomaten

- Zwiebel schälen, in feine Würfel schneiden und mit Hackfleisch, Ei, Senf, Petersilie, Paniermehl, Salz und Pfeffer gut vermischen. Aus der Masse kleine Bällchen formen.

- Das Öl in einer Pfanne erhitzen und die Hackbällchen von allen Seiten kurz kräftig anbraten.

- Paprikaschoten halbieren, Samen und Scheidewände entfernen, das Fruchtfleisch waschen und in mundgerechte Stücke schneiden. Zu den Hackbällchen in die Pfanne geben und bei geringer Hitze weiter braten, bis die Paprika bissfest ist.

- Anschließend Tomatenmark und passierte Tomaten einrühren und kurz einköcheln lassen, bis sich alle Komponenten gut miteinander verbunden haben. Mit Salz und Pfeffer abschmecken.

Das passt dazu Gebackene Kartoffelspalten, Vollkornreis oder -pasta.

Hähnchenleber auf Fenchel-Orangen-Salat

Für 4 Personen
30 Min.

Für den Salat:
350 g Fenchel • 1 Apfel • 1 Orange • 3 Petersilienstängel • 1 EL Sonnenblumenkerne
Für das Dressing:
1 EL Olivenöl • frisch gepresster Saft von ½ Zitrone • 1 TL Thymianblättchen • Salz • Pfeffer
Für die Leber:
400 g Hähnchenleber • 4 TL Vollkornmehl • 5 TL Rapsöl • Salz

- Fenchel und Apfel waschen. Apfel vierteln, Kerngehäuse entfernen. Fenchel und Apfel in kleine Stücke schneiden. Orange schälen, filetieren und in Stücke schneiden. Petersilie waschen, trocken schütteln und fein hacken.

- Olivenöl, Zitronensaft und Thymian verquirlen und mit Salz und Pfeffer abschmecken.

- Alle Zutaten für den Salat mit dem Dressing in einer Schüssel vermischen.

- Hähnchenleber in grobe Stücke schneiden und in Vollkornmehl wälzen.

- Rapsöl in einer Pfanne erhitzen und die Leber 12–15 Minuten darin von allen Seiten goldbraun braten. Erst nach dem Braten salzen, damit sie knusprig wird.

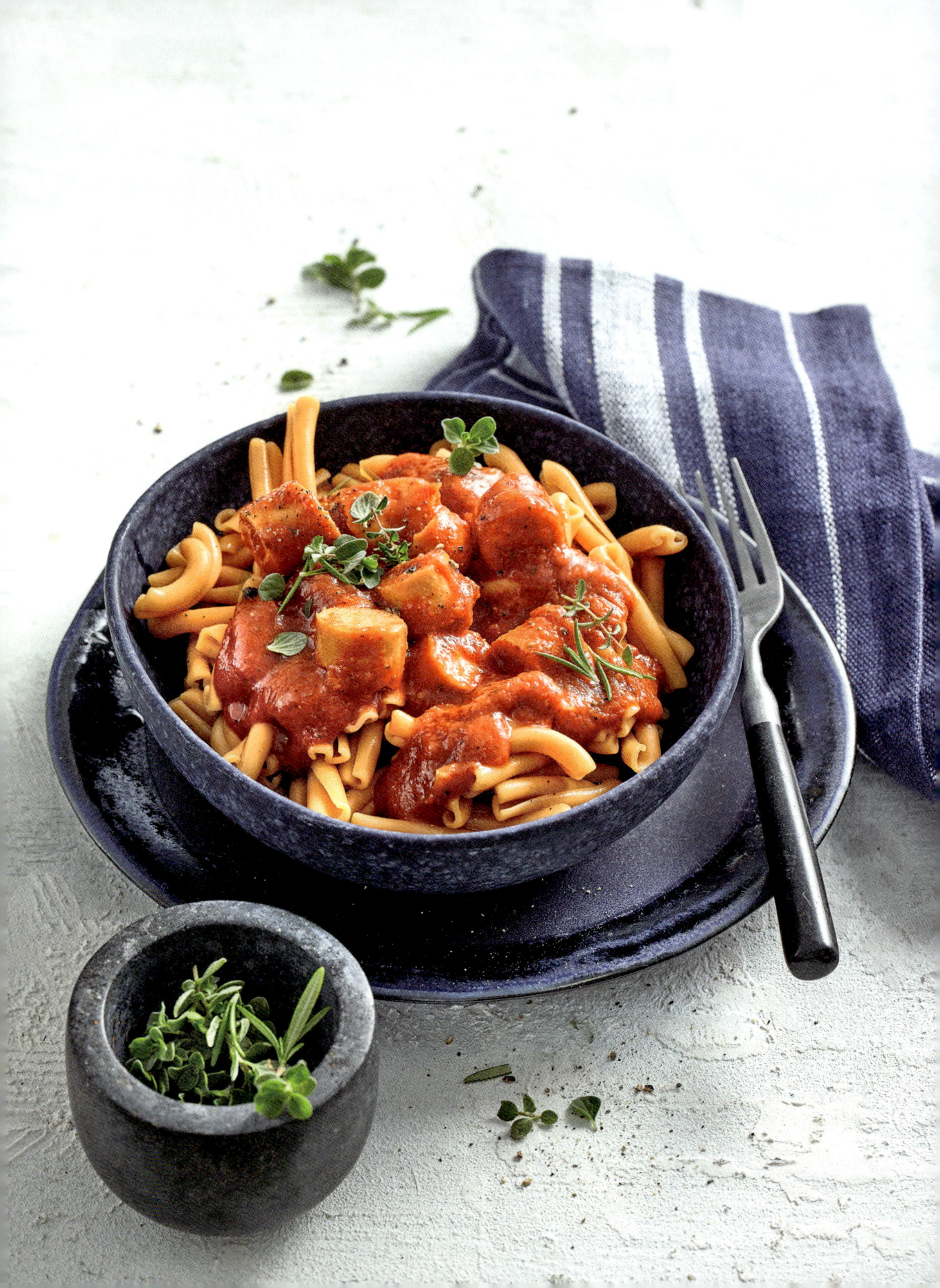

Rote-Linsen-Pasta mit Würstchen

Für 4 Personen
20 Min.

500 g Rote-Linsen-Pasta • Salz • 1–2 Knoblauchzehen • 400 g passierte Tomaten (Dose) • 2 EL Kräuter der Provence • 4 Wiener Würstchen

- Die Pasta in reichlich Salzwasser nach Packungsanweisung 7–10 Minuten bissfest garen. Dann in einem großen Sieb abgießen und abspülen.

- In der Zwischenzeit Knoblauch schälen und fein würfeln oder durch die Presse drücken. Zusammen mit passierten Tomaten, Kräutern der Provence und ½ TL Salz kurz aufkochen und ca. 5 Minuten köcheln lassen.

- Würstchen in mundgerechte Stücke schneiden und ca. 3 Minuten mit in der Tomatensauce köcheln.

- Alles auf einem Teller anrichten und servieren.

Tipp Rote-Linsen-Pasta ist für euren Blutzucker viel besser als die normalen Weizennudeln. Sie enthalten weniger Kohlenhydrate und besitzen blutzuckersenkende Ballaststoffe.

« Rote-Linsen-Pasta mit Würstchen

Spaghetti bolognese

Für 4 Personen
50 Min.

Für die Bolognese:
2 EL Olivenöl • 600 g Rinderhackfleisch • 1 Knoblauchzehe • 150 g Stangen- oder Knollensellerie • 150 g Möhren • 100 g Zwiebeln • 120 g Tomatenmark • 1 Dose stückige Tomaten (400 g) • 150 ml trockener Rotwein • 200 ml Rinderfond (Rinderbrühe tut es auch) • 2 Lorbeerblätter • Salz • Pfeffer
Für die Spaghetti:
300 g Vollkornspaghetti • Salz

- Olivenöl in einer Pfanne erhitzen und Hackfleisch darin krümelig braten.

- Knoblauch schälen und fein würfeln. Sellerie waschen bzw. schälen, Möhren und Zwiebeln schälen.

- Alles klein schneiden und zum angebratenen Hackfleisch geben.

- Tomatenmark, stückige Tomaten, Rotwein, Rinderfond oder -brühe, Lorbeerblätter, Salz und Pfeffer unterrühren.

- Kurz aufkochen lassen und unter gelegentlichem Rühren 30–40 Minuten köcheln.

- In der Zwischenzeit die Vollkornspaghetti in reichlich Salzwasser nach Packungsanweisung bissfest garen.

Gegrilltes Lachsfilet auf Ofengemüse

Für 4 Personen
45 Min.

Für das Ofengemüse:
1 kg gemischtes Gemüse (z. B. Paprika, Möhren, Fenchel, Zucchini, Zwiebeln) • 4 EL Olivenöl • ½ TL Salz
Für den Lachs:
800 g Lachsfilet • Salz • frisch gepresster Saft von ½ Zitrone

- Für das Ofengemüse den Backofen auf 180 °C Umluft vorheizen. Gemüse putzen und in mundgerechte Stücke schneiden. Auf einem mit Backpapier ausgelegten Blech verteilen und mit dem Öl beträufeln. Zum Schluss das Salz sparsam über dem Gemüse verteilen.

- Gemüse im vorgeheizten Ofen 20–25 Minuten backen. Das Gemüse sollte noch bissfest sein.

- In der Zwischenzeit den Lachs leicht salzen und auf der Hautseite 10–12 Minuten grillen. Dann wenden und weitere 2 Minuten grillen.

- Lachs auf dem Ofengemüse platzieren und vor dem Servieren mit Zitronensaft beträufeln.

Gebratenes Zanderfilet auf Belugalinsen

Für 4 Personen
45 Minuten

Für die Linsen:
3 Möhren • 50 g Knollensellerie • 300 g Belugalinsen • 1 EL Olivenöl • 400 ml Gemüsebrühe • 2 Frühlingszwiebeln • Salz • Pfeffer • 1 EL Balsamicoessig
Für den Fisch:
4 Zanderfilets • Salz • 2 EL Vollkornmehl • 1 EL Butterschmalz

- Möhren und Sellerie putzen, waschen und in feine Würfel schneiden. Öl in einem Topf erhitzen und Linsen darin anschwitzen.

- Gemüse zugeben, mit der Gemüsebrühe ablöschen und bissfest garen. Eventuell noch Gemüsebrühe nachgießen.

- Frühlingszwiebeln waschen, in feine Ringe schneiden und ca. 20 Minuten vor Ende der Garzeit unterrühren. Mit Salz, Pfeffer und Balsamico abschmecken.

- Die Fischfilets von beiden Seiten salzen und bemehlen. Butterschmalz in einer Pfanne erhitzen und den Zander auf der Hautseite kurz scharf anbraten. Auf mittlere Hitze reduzieren und ca. 4 Minuten weiter braten. Wenden und weitere 2 Minuten braten.

Labskaus mit Matjes

Für 4 Personen
1 Std. 30 Minuten plus Ruhezeit über Nacht

- 800 g festkochende Kartoffeln
- 600 g Rote Bete
- 2 große Zwiebeln
- 5 EL Rapsöl
- 750 g Gewürzgurken
- Salz
- Pfeffer
- optional: Kapern
- 4 Eier
- 4 Matjesfilets

- Kartoffeln und Rote Bete abbürsten, dann gründlich waschen.

- Beides zusammen ungeschält im Schnellkochtopf ca. 10 Minuten garen. Ausdampfen und abkühlen lassen.

- Kartoffeln und Rote Bete schälen. Für die Rote Bete Küchenhandschuhe verwenden, da sie stark färben.

- Kartoffeln über Nacht im Kühlschrank stehen lassen (damit sich resistente Stärke bildet).

- Am nächsten Tag Zwiebeln schälen, halbieren und in feine Streifen schneiden.

- 4 EL Rapsöl in einer Pfanne erhitzen, Zwiebeln 15–20 Minuten darin braun rösten und beiseitestellen.

- Die Hälfte der Roten Bete raspeln und die andere Hälfte in Würfel schneiden. 100 g Gewürzgurke ebenfalls raspeln und den Rest ebenfalls in Würfel schneiden.

- Kartoffeln grob stampfen und mit der geraspelten Roten Bete und den Gurken verrühren.

- Alles bei mittlerer Hitze in einem großen Topf anbraten, dann einen guten Schuss Gurkenwasser dazugeben und schön cremig rühren. Mit Salz und Pfeffer abschmecken.

- 150 g Gurkenwürfel unter das Labskaus heben und auf geringer Hitze warmhalten.

- Restliches Öl in einer Pfanne erhitzen und Spiegeleier darin braten.

- Labskaus, restliche Rote-Bete- und Gurkenwürfel, Röstzwiebeln und Kapern nach Belieben auf Tellern anrichten. Zum Schluss das Spiegelei und die Matjesfilets auf die Teller geben.

BROT UND KUCHEN

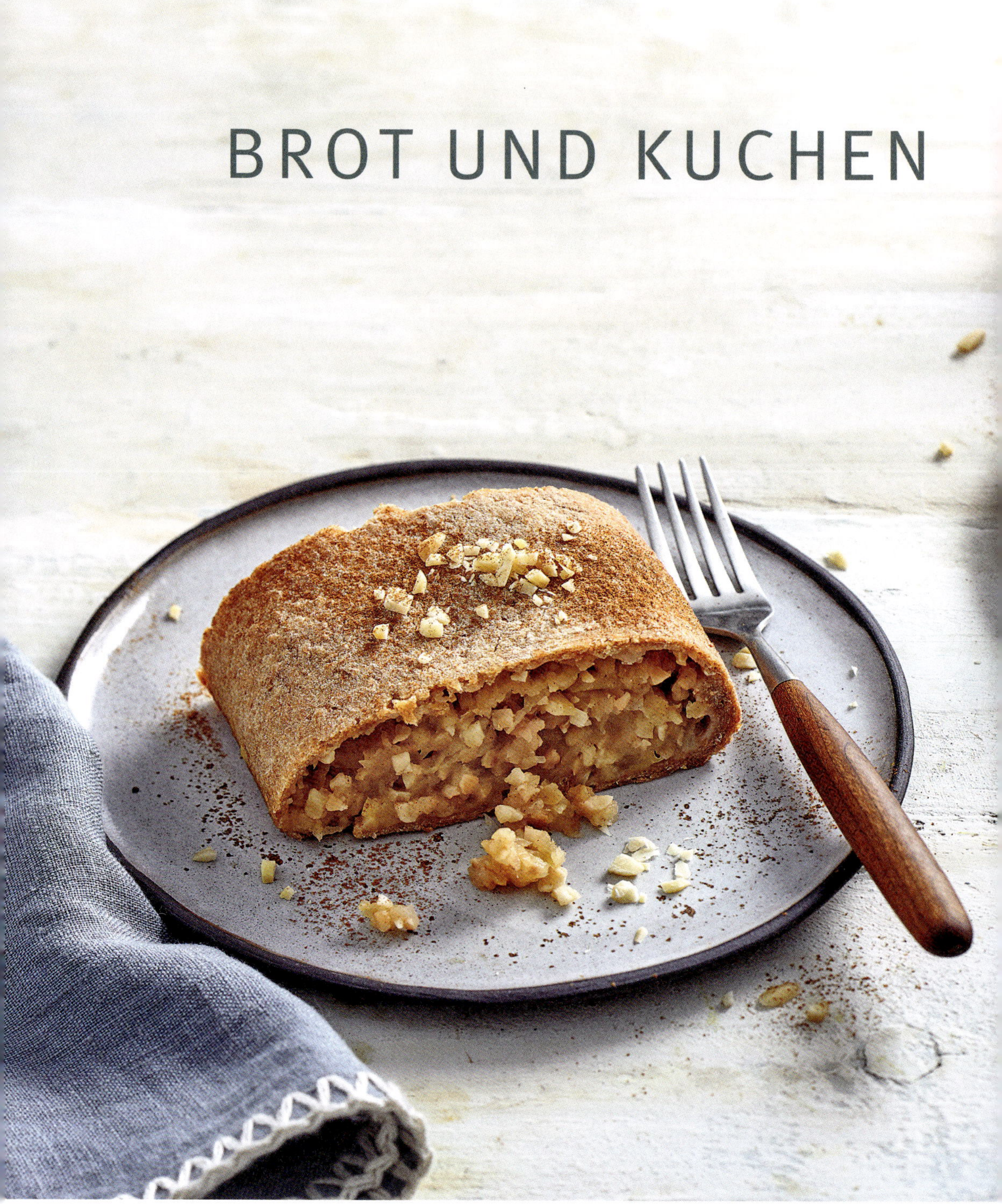

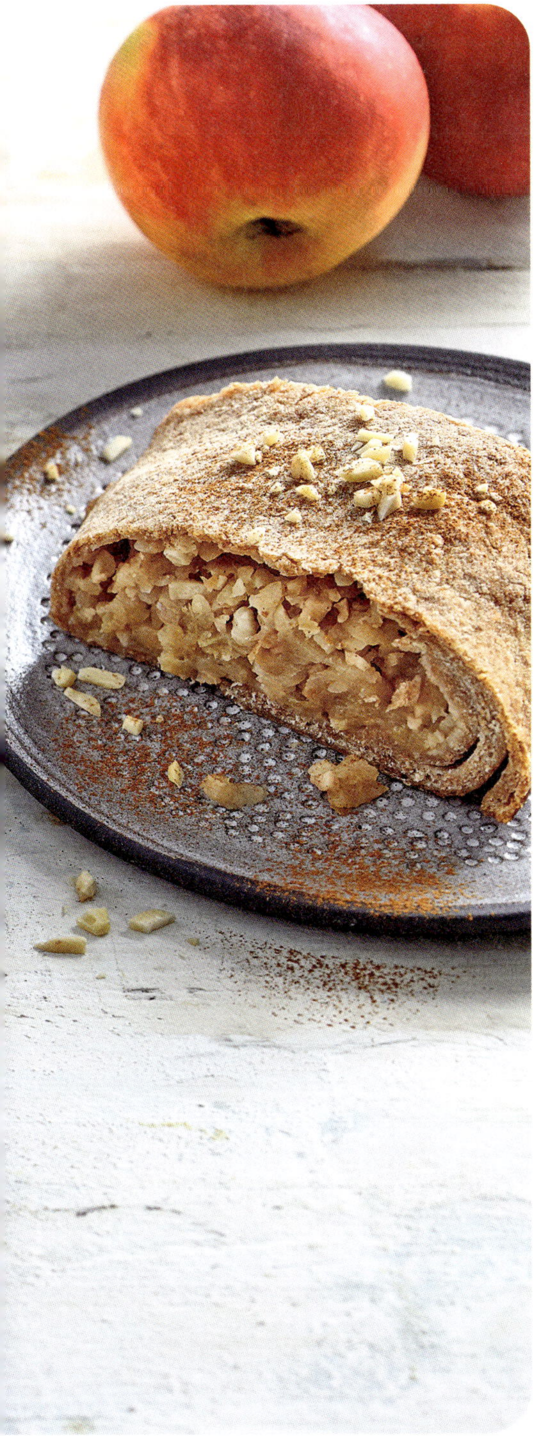

Apfelstrudel

Für 4 Personen
⏲ 30 Min. plus 30 Min. Ruhezeit und 35 Min. Backzeit

250 g Dinkelkörner oder Vollkorn-Dinkelmehl plus etwas für die Arbeitsfläche • ½ TL Salz • 2 EL Rapsöl plus etwas zum Bepinseln • 750 g säuerliche Äpfel

- Gemahlenen Dinkel oder -mehl in eine Schüssel geben, eine Mulde hineindrücken.

- 125 g Wasser, Salz und Öl in die Mulde füllen. Alle Zutaten zu einem homogenen Teig vermischen und kneten. Den Teig zu einer Kugel formen, mit Öl bepinseln und 30 Minuten an einen warmen Ort stellen.

- Äpfel waschen, vierteln, vom Kerngehäuse befreien und raspeln.

- Teig auf einem sauberen Geschirrtuch dünn ausrollen. Äpfel darauf verteilen, dabei einen Rand frei lassen. Teig mithilfe des Geschirrtuchs aufrollen. Die Enden zusammendrücken. Strudel mit Öl bepinseln. Den Backofen auf 220 °C vorheizen. Strudel auf ein mit Backpapier belegtes Blech legen und 30–35 Minuten backen.

Beeren-Kokos-Kuchen

Für 4 Personen
15 Min. plus 50 Min. Backzeit

120 g weiche Butter plus etwas für die Form • 100 g Kokosraspel oder Kokosmehl • 2 Eier • 150 g Vollkorn-Dinkelmehl • 50 g gemahlene Haselnüsse • 30 g Zucker • 60 g Crème fraîche • 1 Pck. Backpulver • 300 g TK-Beerenmischung (nicht aufgetaut) • einige Tropfen Vanilleextrakt oder 1 Prise Vanillezucker

- Den Backofen auf 180 °C vorheizen. Eine Springform mit Backpapier auslegen und den Rand einfetten.

- Die Hälfte der Kokosraspel im Blitzhacker oder mit dem Pürierstab zu Pulver mahlen oder Kokosmehl verwenden.

- Butter und Eier mit 60 ml Wasser verrühren. Dann mit Kokosmehl, Vollkorn-Dinkelmehl, gemahlenen Haselnüssen, Zucker, Crème fraîche und Backpulver zu einem Teig verrühren und in der Springform verteilen. Die restlichen Kokosraspel über den Teig streuen und danach die gefrorenen Beeren auf den Teig geben.

- Den Kuchen ca. 50 Minuten im vorgeheizten Ofen backen. Stäbchenprobe machen: Wenn kein Teig am Holzstäbchen klebt, ist der Kuchen fertig.

Zwetschgenkuchen

Für 4 Personen
30 Min. plus 1 Std. 15 Min. Backzeit

4 Eier • 150 g weiche Butter plus etwas für die Form • 1 Prise Salz • 2 TL Backpulver • 250 g Dinkelflocken • 20 g Zucker • 750 g Zwetschgen • 1 TL Rohrzucker

- Eier in die Schüssel der Küchenmaschine aufschlagen und die weiche Butter in Stücken dazugeben. Beides verrühren.

- Salz, Backpulver, Dinkelflocken und Zucker mischen und zur Ei-Butter-Masse geben. Alles zu einem geschmeidigen Teig mischen.

- Den Backofen auf 180 °C vorheizen. Eine Springform mit Backpapier auslegen und mit dem Butterpapier einfetten.

- Den Teig in die Springform geben und glatt streichen.

- Zwetschgen waschen, halbieren, Steine entfernen und die Zwetschgen leicht in den Teig drücken. Mit dem Rohrzucker bestreuen.

- 1 Stunde 15 Minuten im vorgeheizten Ofen backen. Eventuell nach 1 Stunde mit Backpapier abdecken, damit der Kuchen nicht zu dunkel wird.

Schokoladenkuchen

Für 4 Personen

10 Min. plus 1 Std. Backzeit

1 Dose Kichererbsen (250 g Abtropfgewicht) • 5 Eier • 30 g Zucker • 2 Prisen Salz • 80 ml Sonnenblumenöl • 6 EL ungesüßtes Kakaopulver • 1 TL Backpulver • ½ TL Natron • ¾ TL Zimt • ¼ TL gemahlener Kardamom

- Backofen auf 170 °C vorheizen. Eine Kastenform mit Backpapier auslegen.

- Kichererbsen stückig pürieren und mit Eiern, Zucker, Salz und Öl verrühren.

- Kakao, Backpulver, Natron, Zimt und Kardamom zugeben und alles vermischen.

- Den Teig in die Kastenform füllen und im vorgeheizten Backofen 55–60 Minuten backen. Nach 30 Minuten mit Backpapier abdecken.

- Nach dem Backen den Kuchen mit dem Backpapier aus der Kastenform heben und auf einem Kuchengitter abkühlen lassen. Das Backpapier nach dem Abkühlen entfernen.

- Kuchen in Stücke schneiden.

Vollkornwaffeln

Für 4 Personen

15 Min. plus max. 30 Min. Ruhezeit und Backzeit

3 Eier (Zimmertemperatur) • 100 g Butter (Zimmertemperatur) • 1 Prise Salz • 200 g Vollkornmehl • 50 g gemahlene Mandeln oder Haselnüsse • ½ TL Backpulver • 1 Prise Zucker • 250 ml kohlensäurehaltiges Mineralwasser • 1 Apfel

- Eier und Butter zusammen schaumig rühren.

- Salz, Vollkornmehl, gemahlene Mandeln oder Haselnüsse, Backpulver und Zucker vermischen. Abwechselnd mit dem Mineralwasser portionsweise zu der Eier-Butter-Mischung geben und unterrühren. Unbedingt vermeiden, dass das Mehl direkt auf das Wasser trifft (sonst bilden sich Klumpen).

- Apfel waschen, um das Kerngehäuse herum fein reiben und unterheben. Der Teig sollte dickflüssig sein, aber gut vom Löffel fließen.

- Den Teig kurz, maximal 30 Minuten ruhen lassen.

- Waffeleisen anheizen und Waffeln einzeln backen.

Vollkorn-Dinkelbrot

Für 4 Personen

30 Min. plus 2 Std. 30 Min. Gehzeit und 45 Min. Backzeit

- 750 g Vollkorn-Dinkelmehl plus etwas für die Arbeitsfläche und die Form
- 10 g Salz
- 10 g frische Hefe
- 150 g Joghurt
- 2 EL Apfelessig
- Fett für die Form

● Mehl in eine Schüssel geben und mit Salz verrühren.

● Hefe in 500 g lauwarmem Wasser auflösen. Joghurt zugeben und verrühren. Anschließend mit Mehl, Salz und Essig zu einem geschmeidigen Teig verkneten. In einer Schüssel mindestens 2 Stunden gehen lassen.

● Den Teig auf eine bemehlte Arbeitsfläche geben und in die Länge ziehen. Dann einmal das eine Ende des Teigs über das andere falten. Das ganze 2–3-mal machen. So wird der Teig schön luftig.

● Einen Brotlaib formen und in eine gefettete und bemehlte Kastenform geben. Den Teig zu etwas mehr als der Hälfte in die Form füllen. In der Form nochmals 30 Minuten ruhen lassen.

● Den Backofen auf 210 °C vorheizen und ein feuerfestes Schälchen mit Wasser auf den Ofenboden stellen.

● Den Teig in der Form mit einem scharfen Messer mehrmals einritzen und ca. 45 Minuten backen. Eventuell nach 25–30 Minuten mit Backpapier abdecken, damit das Brot nicht zu dunkel wird.

● Herausnehmen, kurz abkühlen lassen und aus der Form auf ein Backgitter oder Holzbrett stürzen. Vorsicht, heiß! Das Brot ist gut, wenn es sich beim Klopfen auf den Brotboden hohl anhört. Sonst noch 10 Minuten weiter backen.

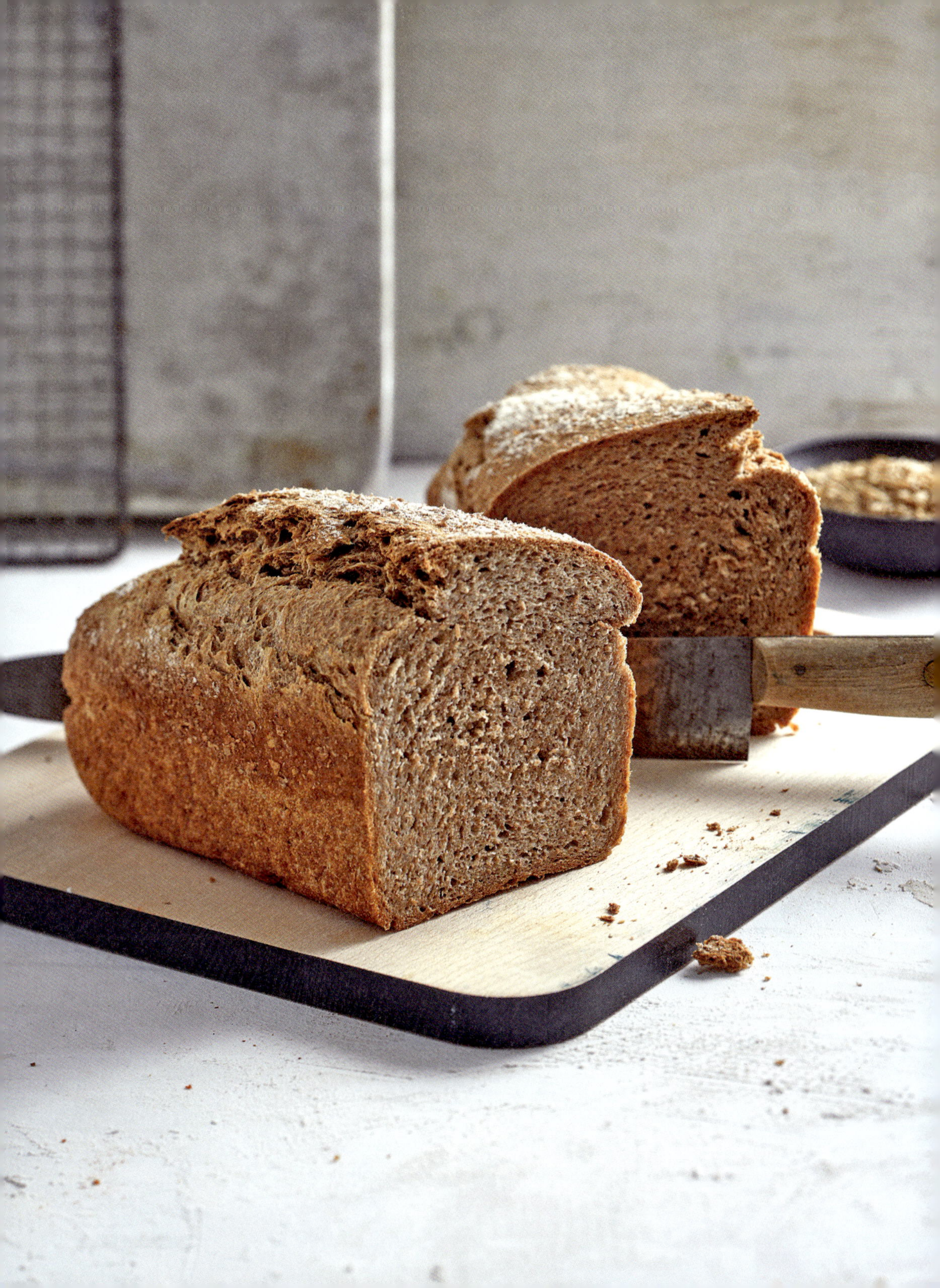

Technische Hilfsmittel und Spielereien

Ja, Männer, jetzt ganz am Schluss kommen wir noch zu einem unserer Lieblingsthemen. Wir sind nun mal vernarrt in Technik.

Es ist nicht nur ein Klischee, dass Technikmärkte als Kindergärten für Männer bezeichnet werden, in die Frauen ihre Gatten schicken, um in Ruhe shoppen gehen zu können. In solchen Augenblicken haben wir Männer Zeit, uns ungestört über die neuesten Errungenschaften der Technik zu informieren und das ein oder andere nützliche Ding für unser persönliches Diabetesmanagement zu erwerben. Denn für uns Menschen mit Diabetes hat die Medizintechnik einiges zu bieten, das uns das Leben nicht nur erleichtert, sondern den Technikversessenen unter uns so richtig Spaß machen dürfte.

In den letzten Jahren sind darüber hinaus diverse Diabetes-Typ-2-Apps aus dem Boden geschossen und als digitale Gesundheitsanwendung zugelassen worden. Es ist durchaus sinnvoll, eine solche App zu nutzen.

Ich stelle euch ein paar technische Errungenschaften vor, um euch einen kleinen Überblick zu bieten. Ob ihr sie nutzen wollt, ist natürlich euch allein überlassen.

Blutzucker messen

Mit der Diagnose heißt es natürlich: Blutzucker messen, und das nicht nur einmal am Tag, sondern mehrmals. Der Piks in den Finger ist auf Dauer sehr unangenehm und der so gemessene Blutzucker gibt nur eine Momentaufnahme. Wenige Minuten später kann es schon wieder ganz anders aussehen.

Die Alternative sind Sensoren, die zehn bis 14 Tage permanent den Blutzucker messen und diesen dann in einer entsprechenden App speichern. Ich liebe diese CGM-Systeme und die dazugehörigen Apps. Auf diese Weise habe ich meinen Blutzucker unter ständiger Kontrolle.

Leider zahlen die Krankenkassen die Sensoren nur bei einer intensivierten Insulintherapie, also wenn neben dem Langzeitinsulin vor den Mahlzeiten ein Kurzzeitinsulin gespritzt werden muss. Alle anderen Menschen mit Diabetes Typ 2 müssen Sensoren selbst bezahlen.

Auf jeden Fall ist ein Sensor optimal, um die tägliche Entwicklung des Blutzuckers zu verstehen. Die rasante oder langsame Erhöhung des Blutzuckers nach dem Essen zu beobachten ist sehr beeindruckend. Mit dem Sensor ist der Grundstein gelegt, den Blutzucker im Zielbereich (Time in Range) zu halten. Dieser liegt im Normalfall zwischen 70 und 180 mg/dl bzw. 3,9 und 10 mmol/l. Ohne dieses Wissen kann der Blutzucker rasant in die Höhe schießen. Das ist so ähnlich wie ein Schiff ohne Kapitän auf die Klippe zutreiben zu lassen.

So funktioniert das Monitoring

Vor diesem Hintergrund hat die Industrie Sensoren für die kontinuierliche Gewebeglukosemessung (Kontinuierliche Glucose Monitoring Sensoren, CGM) entwickelt, die alle fünf Minuten den Blutzucker messen. Dafür setzt ihr euch dauerhaft einen Sensor an den Oberarm, den Bauch oder den Oberschenkel – auf jeden Fall an eine Stelle, wo der Sensor euch wenig stört, aber gut erreichbar ist, denn er wird wirklich auf Dauer appliziert. Keine Sorge, die Nadel sieht zwar gefährlich aus, bereitet aber keine Schmerzen beim Setzen.

Mein Liebling ist der Dexcom G7. Hier bin ich vielleicht ein wenig befangen, da ich im Dexcom Warrior Programm engagiert bin und meine Erfahrungen mit dem G7 natürlich mit der Community teile. Selbstverständlich bieten auch andere Hersteller solche Sensoren an.

Wie funktioniert so ein Gerät? Vorab müsst ihr euch die dazugehörige App herunterladen und ein persönliches Konto anlegen. Das dauert maximal zehn Minuten und das Konto ist passwortgeschützt, also nur für euch abrufbar. Nach der Installation und Einrichtung bekommt ihr alle fünf Minuten eure Glukosewerte angezeigt. Der Dexcom G7 hält etwa zehn Tage, danach setzt ihr euch einen neuen Sensor.

Der Vorteil dieser Systeme ist die ständige Kontrolle eures Blutzuckers, den ihr auf der App oder einem Lesegerät ablesen könnt. Solche Sensoren zeigen euch auch, wie ihr auf unterschiedliche Maßnahmen reagiert. Damit könnt ihr euch ein Gesamtbild machen und sehen, wie sich eure Gewohnheiten auf eure Zuckerwerte auswirken und welche Veränderungen zu einer Verbesserung des Diabetesmanagements führen könnten.

Warum ist eine kontinuierliche Glukosemessung so wichtig? Zeiten außerhalb dieses Zielbereiches sind kleine Trommelschläge auf die Blutgefäße oder Nervenbahnen. Getreu dem Motto »Steter Tropfen macht Blutgefäße und Nervenbahnen kaputt« und die Folgeerkrankungen wie Schlaganfall, Herzinfarkt, Nierenversagen, Diabetisches Fußsyndrom, diabetesbedingte Augenerkrankungen machen richtig Aua. Braucht kein Mensch. Hier verstehe einer unsere Krankenkassen, die lieber Tausende von Euro für die Behandlung der Folgeerkrankungen ausgeben, statt die vergleichsweise billigen Sensoren für jeden von Diabetes Betroffenen zu finanzieren.

Schrittzähler

Technisches Equipment wie Schrittzähler, gekoppelt mit einer entsprechenden App, zeichnen die täglich zurückgelegten Schritte auf, halten das tägliche Training fest, erinnern an die notwendige Medikamenteneinnahme, zeichnen die Schlafqualität und die Herzfrequenz auf. Alles sehr nützliche Dinge für das tägliche Training. Für mich ist es motivierend, in der App zu sehen, wie viele Schritte ich täglich mache. Ich liebe Statistik.

Körperwaage

Bei der Körperwaage gibt es mittlerweile auch alle möglichen Varianten. Angefangen bei der einfachen analogen Waage bis hin zu Hightech mit Körperfettanalyse, Bestimmung der Muskelmasse und die Übertragung der Daten in eine App ist alles dabei.

Trainingsgeräte

Im Cardio- und Kraftbereich sind die Möglichkeiten sehr vielfältig und werden nur durch den Geldbeutel begrenzt. Ergometer, Cross-Fit-Trainer, Laufbänder und dazu die Hantelbank für zu Hause, um nur ein paar zu nennen.

Fahrräder

Auch hier gibt es unzählige Modelle. Angefangen beim einfachen Fahrrad über Rennräder bis hin zu den zunehmend beliebten E-Bikes.

Bei mir heißt es: »Der Motor bin ich.« Aber das ist natürlich Geschmacksache. E-Bikes erfreuen sich zunehmender Beliebtheit und sorgen laut einer britischen Studie bei Menschen mit Diabetes für deutlich mehr Bewegung. Die Unterstützung durch den E-Motor führt dazu, dass deutlich länger in die Pedale getreten wird.

Aber achtet darauf, dass ihr einen Helm aufsetzt, da die Räder verdammt schnell sein können. Auch ein Fahrradtraining ist empfehlenswert. Balance halten und Geschwindigkeit richtig einschätzen kann man abseits des Straßenverkehrs üben und die Unfallgefahr minimieren. Der Helm hat bei Stürzen schon vielen Menschen das Leben gerettet.

Mein Technik-Highlight: Getreidemühle

Mein persönliches technisches Highlight ist die gute alte Getreidemühle. Diese gibt es mittlerweile in allen möglichen Varianten. Man kann hier ähnlich wie bei Großmutters alter Kaffeemühle mit der Hand mahlen (macht fit!) oder auch im Haushalt auf elektrische Mühlen zurückgreifen. Mühle anschalten, Getreide in den Trichter füllen und in kurzer Zeit habt ihr frisch gemahlenes Mehl. Dieser Duft begeistert mich jedes Mal aufs Neue. Frischer geht es nicht.

Mein Tipp: Fit durch Fernsehen

Auch das Fernsehprogramm bietet ungeahnte Möglichkeiten, zu Hause ein exzellentes Cardiotraining aufs Parkett zu legen. Netflix und Co. erfreuen sich großer Beliebtheit und werden massenhaft konsumiert.
Aber wo steht geschrieben, dass wir beim Ansehen des Programms auf der Couch hocken müssen? Stellt euch einfach vor den Fernseher und marschiert oder tanzt 45 Minuten auf der Stelle hin und her. Diese Art des Trainings ist hocheffektiv, verbrennt reichlich Blutzucker und hält ihn schön im Zielbereich. Auf den Punkt gebracht: Hintern hoch, Zucker runter.

Rezeptverzeichnis

Stichwortverzeichnis

Empfehlungen von Andreas Wartha

Im Folgenden finden Sie weiterführende Empfehlungen

Weiterführende Literatur

Dr. med Ludwig Walb, Dr. med Thomas Heintze, Peter Lehman: Original Haysche Trennkost, TRIAS Verlag 2013

Prof. Dr. Ingo Froböse: Das Muskelworkout, Gräfe und Unzer Verlag 2014

Besondere Lebensmittel

Keimbrot aus Bettinas Keimbackstube: www.lebenskeimbrot.de

Gewürzmischungen der Gabathuler AG Schweiz aus der Linie »Herzlich salzfrei« ohne Zucker und Salz: www.chefkoch-gewuerze.ch/herzlich-salzfrei

Low Sugar Riegel, ohne zugesetzten Zucker: www.ahead-nutrition.com

Schokolade mit 100 Prozent Kakaoanteil von Paccari: www.paccari.de/produkt/dunkle-rohe-bio-schokolade-100-kakao

Technische/digitale Produkte

CGM-Sensor von Dexcom: www.dexcom.com/de-de

Digitale Gesundheitsanwendung von Kranus Edera: https//kranus-edera.pohl-boskamp.de

Test: Wie hoch ist mein Diabetes-Risiko?

GesundheitsCheck DIABETES (FINDRISK) der Deutschen Diabetes Stiftung: www.diabetesstiftung.de/gesundheitscheck-diabetes-findrisk

Bibliografische Information der Deutschen Nationalbibliothek
Die Deutsche Nationalbibliothek verzeichnet diese Publikation in der Deutschen Nationalbibliografie; detaillierte bibliografische Daten sind im Internet über dnb.d-nb.de abrufbar.

Programmplanung: Uta Spieldiener
Projektmanagement: Anja Bippus
Redaktion: Bettina Snowdon, Hamburg
Bildredaktion: Marie Crämer
Umschlaggestaltung: © Thieme
Layout: CYCLUS · Visuelle Kommunikation, Stuttgart

Bildnachweis:
Covermotiv und Bilder S. 3: © Stephan Brendgen
Autorenfoto: © Stephan Brendgen
Inhalt: S. 6, 14, 22, 54 © Stephan Brendgen; S. 59–67 © Markus J. Feger/Thieme
Rezeptfotos: © A. Rogge & J. Jankovic/Thieme, Zeichnungen: © Thieme

1. Auflage 2025

TRIAS Verlag in Georg Thieme Verlag KG
Oswald-Hesse-Straße 50, 70469 Stuttgart
www.trias-verlag.de

Satz und Repro: Fotosatz Buck, Kumhausen
Repro: Ludwig:media, Zell am See
Druck: AZ Druck und Datentechnik

Gedruckt auf chlorfrei gebleichtem Papier
Printed in Germany

ISBN 978-3-432-11907-6
eISBN (ePub) 978-3-432-11908-3

1 2 3 4 5 6

MIX
Papier | Fördert gute Waldnutzung
FSC
www.fsc.org
FSC® C008457

Wichtiger Hinweis: Wie jede Wissenschaft ist die Medizin ständigen Entwicklungen unterworfen. Forschung und klinische Erfahrung erweitern unsere Erkenntnisse. Ganz besonders gilt das für die Behandlung und die medikamentöse Therapie. Bei allen in diesem Werk erwähnten Dosierungen oder Applikationen, bei Rezepten und Übungsanleitungen, bei Empfehlungen und Tipps dürfen Sie darauf vertrauen: Autoren, Herausgeber und Verlag haben große Sorgfalt darauf verwandt, dass diese Angaben dem Wissensstand bei Fertigstellung des Werkes entsprechen. Rezepte werden gekocht und ausprobiert. Übungen und Übungsreihen haben sich in der Praxis erfolgreich bewährt. Eine Garantie kann jedoch nicht übernommen werden. Eine Haftung des Autors, des Verlags oder seiner Beauftragten für Personen-, Sach- oder Vermögensschäden ist ausgeschlossen.

Marken, geschäftliche Bezeichnungen oder Handelsnamen werden nicht in jedem Fall besonders kenntlich gemacht. Aus dem Fehlen eines solchen Hinweises kann nicht geschlossen werden, dass es sich um einen freien Handelsnamen handelt.

Wo datenschutzrechtlich erforderlich, wurden die Namen und weitere Daten von Personen redaktionell verändert (Tarnnamen). Dies ist grundsätzlich der Fall bei Patient*innen, ihren Angehörigen und Freund*innen, z. T. auch bei weiteren Personen, die z. B. in die Behandlung von Patient*innen eingebunden sind.

Thieme Publikationen streben nach einer fachlich korrekten und unmissverständlichen Sprache. Dabei lehnt Thieme jeden Sprachgebrauch ab, der Menschen beleidigt oder diskriminiert, beispielsweise aufgrund einer Herkunft, Behinderung oder eines Geschlechts. Thieme wendet sich zudem gleichermaßen an Menschen jeder Geschlechtsidentität. Die Thieme Rechtschreibkonvention nennt Autor*innen mittlerweile konkrete Beispiele, wie sie alle Lesenden gleichberechtigt ansprechen können. Die Ansprache aller Menschen ist ausdrücklich auch dort intendiert, wo im Text (etwa aus Gründen der Leseleichtigkeit, des Text-Umfangs oder des situativen Stil-Empfindens) z. B. nur ein generisches Maskulinum verwendet wird.

Unsere Umwelt ist uns wichtig!
Papier aus nachhaltigen und kontrollierten Quellen
Druck in Deutschland mit kurzen Lieferwegen
Druckereien mit hohen Ansprüchen an Ökologie

TRIAS, einer der führenden Ratgeberverlage im Bereich Gesundheit, gehört zur Thieme Gruppe, marktführender Anbieter medizinischer Fachinformationen und Services. Anspruch der Thieme Gruppe ist es, den im Gesundheitswesen tätigen Berufsgruppen sowie allen an Gesundheit Interessierten genau die Informationen und Angebote bereitzustellen, die sie in einer bestimmten Arbeitssituation oder Lebensphase benötigen. Durch die hohe Qualität und zielgruppenspezifische Relevanz der angebotenen Leistungen bereitet Thieme den Weg für eine bessere Medizin und mehr Gesundheit im Leben.

Thieme